らくらくお口のケア

義歯ケア事典

義歯ケアマイスター認定テキスト

日本義歯ケア学会　編

濱田泰三　水口俊介　監修

筆者一覧

秋葉徳寿	東京医科歯科大学大学院医歯学総合研究科　高齢者歯科学分野 助教
荒木田俊夫	東京医科歯科大学大学院医歯学総合研究科　高齢者歯科学分野 医員
市川哲雄	徳島大学大学院医歯薬学研究部　口腔顎顔面補綴学分野 教授
岩城麻衣子	東京医科歯科大学大学院医歯学総合研究科　総合診療歯科学分野 特任助教
岩脇有軌	徳島大学大学院医歯薬学研究部　口腔顎顔面補綴学分野 助教
大木明子	東京医科歯科大学大学院医歯学総合研究科　口腔基礎工学分野 准教授
大久保 舞	東京医科歯科大学大学院医歯学総合研究科　高齢者歯科学分野 助教
岡崎定司	大阪歯科大学　欠損歯列補綴咬合学講座 教授
金澤　学	東京医科歯科大学大学院医歯学総合研究科　高齢者歯科学分野 助教
河相安彦	日本大学松戸歯学部　有床義歯補綴学講座 教授
河村　昇	鶴見大学歯学部　歯科技工研修科 主任
木本克彦	神奈川歯科大学大学院歯学研究科　口腔統合医療学講座 教授
木本　統	日本大学松戸歯学部　有床義歯補綴学講座 准教授
洪　　光	東北大学大学院歯学研究科　歯学イノベーションリエゾンセンター 国際連携部門 准教授
小島規永	愛知学院大学歯学部　有床義歯学講座 講師
後藤崇晴	徳島大学大学院医歯薬学研究部　口腔顎顔面補綴学分野 助教
近藤尚知	岩手医科大学歯学部　補綴・インプラント学講座 教授
坂井大吾	大阪歯科大学　欠損歯列補綴咬合学講座 助教
佐藤裕二	昭和大学歯学部　高齢者歯科学講座 教授
佐藤佑介	東京医科歯科大学大学院医歯学総合研究科　高齢者歯科学分野 助教

水頭英樹	徳島大学病院　歯科放射線科 助教
鈴木哲也	東京医科歯科大学大学院医歯学総合研究科　口腔機能再建工学分野 教授
武部　純	愛知学院大学歯学部　有床義歯学講座 教授
西村正宏	鹿児島大学大学院歯学総合研究科　口腔顎顔面補綴学分野 教授
西　恭宏	鹿児島大学大学院歯学総合研究科　口腔顎顔面補綴学分野 准教授
野村太郎	岩手医科大学歯学部　補綴・インプラント学講座 講師
濱田泰三	広島大学　名誉教授、東北大学　学術研究員
星　憲幸	神奈川歯科大学大学院歯学研究科　口腔統合医療学講座 准教授
細井紀雄	鶴見大学　名誉教授
松田　岳	徳島大学病院　総合歯科 特任助教
水口俊介	東京医科歯科大学大学院医歯学総合研究科　高齢者歯科学分野 教授
南　憲一	徳島大学病院　歯科そしゃく科 医員
都尾元宣	朝日大学歯学部　口腔機能修復学講座 歯科補綴学分野 教授
三山善也	鶴見大学歯学部　歯科技工研修科 助手
村上　格	鹿児島大学病院成人系歯科センター　義歯補綴科 講師
邑田歳幸	鶴見大学歯学部　歯科技工研修科 助手
村田比呂司	長崎大学大学院医歯薬学総合研究科　歯科補綴学分野 教授
米山喜一	鶴見大学歯学部　有床義歯補綴学講座 学内講師
渡邉　恵	徳島大学病院　歯科そしゃく科 講師

（五十音順）

はじめに

健康維持のための義歯と口腔のケア

　口腔の疾患の多くが生活習慣病と認識されるようになり、健康観の変遷のなかで cure から care の時代にあって、口腔ケアに関する著書も何冊もみられるようになった。それらのなかでも義歯について取り扱っているものの、これだけ義歯が身近な時代にあっては義歯の取り扱いの詳細に欠けると感じる。

　高齢者の訪問診療の内容の多くは、義歯の調整や修理その他であることからも、義歯使用者のみならず、介護の方や義歯を触らざるをえない方々も、義歯の取り扱いについてはもっと知っておくべきだろう。

　自分の体の一部である歯を失い、それを人工物である義歯で補うことで、見た目の容貌や噛める機能、話をするときの構音機能など、いろいろな機能を回復し、今日まで口腔機能回復を担ってきている。しかし一方で、義歯が口腔内の失った部分を補うためであったとしても、1か所の歯を治療したら残りの歯に負担がかかってしまい、また隣の歯を失うようなこともあり、残りの歯や軟組織や歯槽骨などに過剰な負担を強いていることも認められる。これらに対しては、定期的な経過観察による未然の対策が必須であるにもかかわらず、必ずしもそうはなっていない。

　高齢者の死因の大きな要因の1つである誤嚥性肺炎は、義歯を清潔にすると罹患者は減ってきて、口腔内を清潔に維持することの重要性、義歯を清潔に保つことの重要性が広く知られることとなった。

　義歯の出現と同時に義歯の汚れの問題は昔からあり、古くはアメリカ合衆国初代大統領のジョージ・ワシントンの義歯の汚れに対して、主治医から義歯をチョークなどに浸漬して綺麗にするよう勧めている。日本でも、義歯を米酢に浸漬するという民間療法も知られている。

　アメリカで市販の義歯洗浄剤が出回りだしたのは日本に比べてはるかに古く、1951年の義歯関連の専門誌において、義歯使用者の24% は市販の義歯洗浄剤を使用していたと記載されている。日本では義歯洗浄剤ははるかに遅れ、輸入品が長らく出回るだけであったが、国産の義歯洗浄剤が出たのは 1980 年に入ってからであった。

　できたての義歯も時間が経てば汚れて、感染源になるのみならず、材質の劣化や、生体側の変化、退縮などで合わなくなって、本来の機能回復の目的以上に口腔内の破壊要素になることもある。

義歯がゆるくなったりしたとき、一時的とはいえ、義歯の収まりをよくするために、義歯安定剤、義歯粘着剤なるものが長い歴史を保っている。国内ではこれまた、義歯の内面に和紙を敷いたりといった民間療法がみられ、今日的義歯安定剤に通じるものがある。

　義歯の専門学会でも、このような経緯のもと、もちろん義歯の取り扱いに関心を払ってはいるものの、中心的な課題は先端材料の開発やとにかく前向きな課題が中心で、ケアに関する、ややもすれば"守りの課題"は多くはない。そこで、このような時代背景、患者さんの高齢化のなかでの現場のニーズにてらして、日本義歯ケア学会も立ち上がり、義歯のケアに特化し、もっと研究も臨床も現場還元第一で進めようと、さらに多くの方々と義歯の特に使用にあたっての情報を共有すべく本書の企画となった。

　義歯になれば歯を磨かなくて楽だ、というような認識は過去のものとなり、自浄作用のない義歯は本人の天然の口腔内以上に汚れやすいことを自覚し、かつ、物は必ず劣化し壊れることを考え、使用中は絶えず清潔面・機能面で手入れしていくことで、やっと義歯本来の役目が果たせる。最近では8020の達成者が増えていることからもわかるように、口腔内を清潔に維持していくことは着々と浸透しているように見受けられる。

　そのような観点から義歯使用者をみると、彼らは歯を失う過程で、口腔のケアに対して手入れは十分ではなかったと思えるときがあり、今度は義歯使用者になって、人工物である義歯は虫歯にならないから掃除する必要もないなどと考えるのではなく、歯を失っていない方々よりも口腔のケアが不十分であったと自覚して、倍旧の口腔ケアに励んでいただくようにする必要を実感する。

　本書では、義歯と口腔のケアに特化して取りまとめることとした。日本義歯ケア学会では適切な義歯の取り扱いの普及を図るために、歯科医療従事者以外にも、介護、福祉、あるいは関連製品の販売をしている方達を含めた、広い一般の方に向けて「義歯ケアマイスター制度」を発足したばかりで、そのための参考書になればと思う。

2018年9月

濱田泰三

広島大学 名誉教授、日本義歯ケア学会 前理事長

目次

はじめに　健康維持のための義歯と口腔のケア 4

第 I 章　基礎編

1　唾液と義歯 8

2　義歯装着による口腔内環境の変化 11

3　義歯性口内炎 14

4　口腔内微生物 16

5　義歯のケアと誤嚥性肺炎 19

6　義歯ケアと口腔ケア 22

7　義歯および口腔ケアと脳機能の活性化 24

8　残存歯と脳機能・認知症・うつ病 26

9　義歯による咬合の安定 28

10　義歯の現状 30

第 II 章　臨床編

1　デンチャープラークコントロール

　　1　機械的清掃法と化学的洗浄法 32
　　2　超音波洗浄 34
　　3　光触媒 36
　　4　機能水（強酸性水） 38

2　義歯洗浄剤 41

3　口腔保湿剤 50

4　義歯安定剤 56

5　硬質リライン材 62

6　ティッシュコンディショナー 65

7　軟質リライン材 68

8　義歯の修理 74

9 いろいろな義歯のケア

1	全部床義歯	81
2	部分床義歯	83
3	オーバーデンチャー	85
4	インプラント義歯	87
5	顎義歯	90
6	舌接触補助床	93
7	マウスピース	95
8	CAD/CAM デンチャー	97
9	軟質リライン義歯	99
10	ノンメタルクラスプデンチャー	102

10 固定性義歯のケア ……… 104

11 残存歯のケア ……… 107

12 訪問診療におけるケア ……… 110

13 プロフェッショナルケア ……… 112

14 ホームケア ……… 114

15 介護ケア ……… 116

16 義歯の識別、義歯の刻印、予備の義歯 ……… 119

17 夜間に義歯を装着する場合 ……… 122

18 義歯の保管 ……… 124

第 III 章　知識編

1 義歯ケア関連材料の規格 ……… 126

2 義歯ケア関連の社会保険歯科診療 ……… 129

付録　関連製品紹介

義歯洗浄	132
義歯安定剤	136
保湿・湿潤剤	138

索引	140
むすびに	142

section 1 唾液と義歯

ここがPOINT
- 唾液は一日平均1〜1.5L分泌され、睡眠時に分泌量が低下する。
- 唾液により咀嚼や嚥下、発語といった口腔機能が円滑に営まれる。
- 唾液は義歯装着者にとって粘膜の保護、潤滑、維持力発現で重要な役割を担う。
- 口腔乾燥症により唾液分泌が低下すると、歯や粘膜、義歯に悪影響を与える。

1 唾液の分泌

　唾液は大唾液腺（**図1a**）と小唾液腺から分泌される。1日の分泌量は平均1〜1.5Lとされるが、睡眠時には分泌量は減少する。唾液腺は自律神経に支配され、交感神経が優位なときには粘液性の唾液が、副交感神経が優位な場合には漿液性の唾液が分泌される。

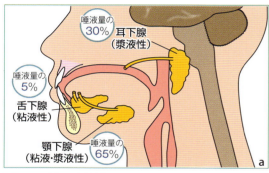
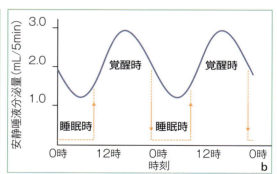

図1 唾液分泌機構

2 唾液の作用と義歯への影響

表1 唾液の役割と成分

唾液の役割	作用する成分
消化作用	アミラーゼ、リパーゼ
粘膜面の保護作用	水分、ムチン、プロリンリッチプロテイン、イオン類
抗菌作用	リゾチーム、ペルオキシダーゼ、ラクトフェリン、IgA抗体、ヒスタチン
緩衝作用	水分、重炭酸塩、リン酸塩、タンパク質緩衝系
抗脱灰作用	重炭酸塩、リン酸塩、スタセリン、プロリンリッチプロテイン
洗浄・排泄作用	水分、ムチン
味物質の溶解作用	水分、塩類
咀嚼や嚥下、発語の円滑作用	水分、ムチン、プロリンリッチプロテイン
粘膜損傷の修復作用	EGF（上皮成長促進因子）

section 1　唾液と義歯

　表1に示すように、唾液は消化作用や抗菌作用、咀嚼や嚥下、発語などを円滑に行う作用など口腔の状態維持や機能に対する役割を担っている。加えて義歯装着者に関しては、床下粘膜の保護や潤滑作用、義歯の維持力の発現に大きな影響があることが知られている。

3　口腔乾燥症

　口腔乾燥を訴える患者は800〜1,000万人ほどと推定されており、日本口腔粘膜学会が口腔乾燥症を原因別に分類した案を作成している（表2）。唾液の作用が減弱する口腔乾燥症では、う蝕や歯周病のリスクの増加やカンジダ症といった感染症などさまざまな症状を引き起こす（表3）。重度になると摂食嚥下障害が起こりやすく、誤嚥性肺炎の原因ともなる。義歯装着者では、唾液による床下粘膜の保護、潤滑作用が減じることにより義歯の違和感や義歯性潰瘍が生じ、介在唾液による維持力が減弱して義歯が脱落しやすくなる。

表2　口腔乾燥症の分類（日本口腔粘膜学会案 2008）

唾液線自体の機能障害によるもの	
シェーグレン症候群	サルコイドーシス
放射線性口腔乾燥症	後天性免疫不全症候群（AIDS）
加齢性口腔乾燥症	悪性リンパ腫
移植片対宿主病（GVHD）	特発性口腔乾燥症（原因不明）
神経性あるいは薬物性のもの	
神経性口腔乾燥症	薬物性口腔乾燥症
全身性疾患あるいは代謝性のもの	
全身代謝性口腔乾燥症 （糖尿病、尿崩症、腎機能不全、発汗過多など）	
蒸発性口腔乾燥症（口呼吸、過呼吸、摂食嚥下障害など）	

表3　口腔乾燥による自覚症状と臨床所見

自覚症状	臨床所見
・粘膜の痛み・灼熱感 ・口腔乾燥感・口渇 ・味覚の異常 ・摂食嚥下の異常 ・発語のしづらさ ・口臭	・舌の発赤・平滑舌 ・粘膜の発赤・萎縮 ・口内炎 ・カンジダ症 ・う蝕・歯周病 ・義歯性潰瘍 ・義歯の脱離 ・誤嚥性肺炎

　口腔乾燥症の診断において、唾液分泌量の評価は重要な検査項目である。口腔乾燥の評価法として、ガム法、サクソン法による刺激時唾液量の評価法と、吐唾法、ワッテ法による安静時唾液の評価法、および口腔湿潤度検査による評価法がある（表4）。舌粘膜の唾液湿潤度は安静時唾液と相関していることが知られているため、唾液湿潤度検査紙を応用することも有効な手段である。

表4　唾液分泌・口腔内湿潤度の評価

評価法		
直接的な評価法	刺激時唾液量の評価	ガム法 サクソン法
	安静時唾液量の評価	吐唾法 ワッテ法
間接的な評価法	口腔湿潤度評価	唾液湿潤度検査紙 口腔水分計

また近年では、口腔水分計（**図2**）により口腔粘膜の水分量を評価することで、簡便に口腔乾燥症のスクリーニング検査を行うことが可能となっている。

　口腔乾燥症の治療としては原因の除去・治療が望ましいが、原疾患自体の治療が困難なものや原因不明なものが多く、コリン作動薬による薬物療法や唾液線マッサージによる機能訓練、人工唾液や口腔湿潤剤による対症療法を行うのが一般的である。

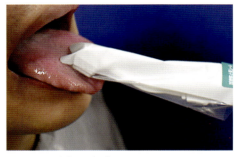 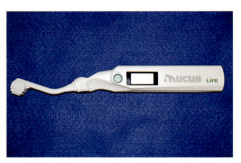

図2　口腔水分計（モイスチャーチェッカー・ムーカス）による口腔湿潤状態の推定

（岩脇有軌、市川哲雄）

文献

1）森本俊文，山田好秋 編：基礎歯科生理学（第5版）．医歯薬出版．2010．
2）藍 稔：補綴臨床に必要な顎口腔の基礎知識．学建書院．2002．
3）篠原正徳：口腔乾燥症；医学と薬学（67），806-815．自然科学社．2012．
4）柿木保明：口腔乾燥症の病態と治療；補綴誌（7），136-141．2015．
5）C. Dawes : Circadian rhythms in human salivary flow rate and composition J. Physiology 220(3): 529–545, 1972.

section 2 義歯装着による口腔内環境の変化

> ここが POINT
> ・義歯を装着することにより口腔内環境が変化し、非生理的な刺激を受ける。
> ・義歯による非生理的な刺激は粘膜、顎骨、歯に悪影響を与える。
> ・義歯による口腔内環境の変化に対応するため、適切な義歯製作とともに患者指導やメインテナンスが重要である。

1 義歯の口腔内環境

義歯は、歯の欠損とそれに伴う顎堤吸収した部分を補う要素と、義歯の維持安定のためにやむをえず必要とする要素に分けられる。前者の要素には人工歯や欠損顎堤部の義歯床部分が、後者の要素には支台装置や支持、把持、維持のための義歯床部分が挙げられる。このような義歯材料には生体の免疫機能が働きにくく、床下粘膜や支台装置に近接した歯や歯肉は口腔衛生上、不適切な環境になりやすい（図1）。

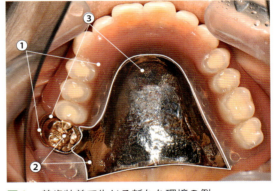

図1 義歯装着で生じる新たな環境の例
①義歯材料で生体組織を覆う ②口腔内に異種の金属が存在する（ガルバニー電流）③生体には不要な義歯部分

また口腔環境自体も、微生物叢の変化による生物学的刺激や、食事による温度・pH変化などの物理化学的刺激、数十kgfにもなる咬合力による義歯や顎堤への圧縮、引張、剪断などの**力学的刺激**を受ける過酷な環境といえる。

このような過酷な環境下において、義歯装着後の変化として生じる問題点は、装着直後に発現する問題と、しばらくしてから発現する問題に分けられる。また、しばらくしてから発現する問題には、残存組織など生体側の変化と義歯側の変化がある（図2）。

2 義歯装着後の種々の変化

新義歯装着直後に発現する問題は、基本的には義歯の形態と患者の慣れによるもので、治療の延長で対応すべきものであり、義歯ケアの意味合いとは少し異なる。また、義歯の維持安定のためにやむをえず義歯床に設置する部分により、味覚への影響、唾液量の変化、舌運動・感覚への影響が生じることが考えられ、患者の義歯への慣れといった対応でしか解決できない部分でもある。

義歯装着後しばらくしてから発現する問題は、前述のように生体側の変化と義歯側の変化に分けられるが、さらにそれぞれにおいて、避けられる変化と避けられない変化、および可逆的な変化

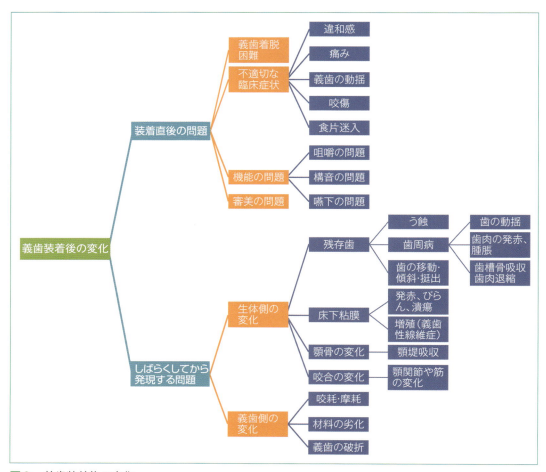

図2　義歯装着後の変化

と不可逆的な変化がある。避けられない、不可逆の変化としては、顎堤吸収（**図3a**）や歯肉退縮、咬耗・摩耗、材料劣化が挙げられる。一方で、義歯の再製作を余儀なくさせるう蝕や歯周疾患（**図4**）、義歯の維持・安定を阻害する**フラビーガム**（**図3b**）や**義歯性線維症**は避けることができる変化である。

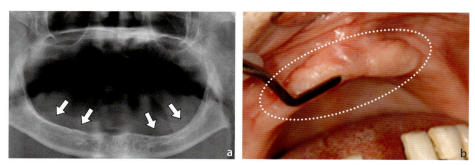

図3　義歯装着による生体の不可逆的変化
a：顎堤吸収。骨吸収により顎堤頂に下顎管が近接している（矢印部）
b：フラビーガム。コンニャク状で圧により容易に変形する（破線部）

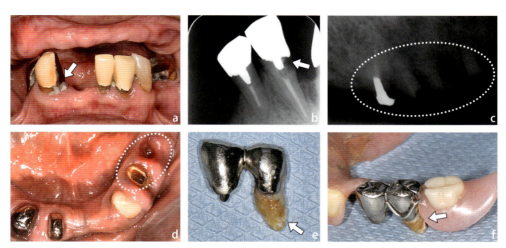

図4 口腔内のケア、メインテナンス不足に起因するう蝕・歯周疾患
a、b：鉤歯のう蝕（矢印部）　c：う蝕による歯冠の崩壊（破線部）　d、e、f：重度歯周炎による鉤歯の破折・脱落（矢印・破線部）

　こうした義歯装着により生じる問題点は、適切な義歯の設計・製作や義歯の清掃法、日中や夜間の取り扱い方、咀嚼指導などの患者指導、残存歯と義歯の定期的なメインテナンスにより、変化を最小限にし予防することができる。それにより、長期にわたっての残存歯と義歯の機能が維持されると考えられる。

（岩脇有軌、市川哲雄）

文献

1) Zarb, Bolender, Eckert, Jacob, Fenton, Mericske-Stern 編著，田中久敏，古谷野 潔，市川哲雄 監訳：バウチャーの無歯顎患者の補綴治療．医歯薬出版．2008．
2) Wolff A, Ofer S, Raviv M, Helft M, Cardash HS. : The flow rate of whole and submandibular/sublingual gland saliva in patients receiving replacement complete dentures. Journal of Oral Rehabilitation ; 31:340-343.2004.
3) 内藤善仁：高齢総義歯装着者の咀嚼時舌接触圧変化．日大歯学（86）．29-37．2012．
4) 家入美香，松尾浩一，沖本公繪，寺田善博：口腔内環境の変化と味覚の関係について 第一報 部分床義歯装着者の意識調査；補綴誌（40）．767-773．1996．

section 3 義歯性口内炎

ここがPOINT
- 義歯性口内炎はカンジダ菌に関連する炎症であり、義歯使用者の多くが罹患している。
- 口腔と義歯の衛生管理を行い、カンジダ菌を含めた口腔微生物を減少させることが症状の改善・予防となる。

1 義歯性口内炎とは？

義歯性口内炎は、「義歯床下粘膜異常の中で *Candida albicans*（以下 **カンジダ菌**）の感染などで生じる非特異的炎症。以前は義歯による外傷（機械的刺激）が主因と考えられたが、今日では、機械的刺激が原因と考えられる局所的炎症は除外されている」と定義され[1]、義歯や歯の鋭縁といった機械的な刺激によって生じる**褥瘡性潰瘍**とは発症メカニズムが異なる。義歯によって覆われた口腔粘膜の炎症や紅斑が特徴であるが、義歯床下に限局せずにカンジダ菌に関連した口角炎や舌炎を併発するなど、感染の拡大にともなって症状が広範囲に認められる場合がある（**図1**）。

義歯性口内炎は、症状や炎症の広がり・程度によって以下の3タイプに分類[2]される。

- Type Ⅰ：口腔粘膜に限局した単純炎症や微小な出血
- Type Ⅱ：義歯で覆われた粘膜の一部もしくは全体におよぶ紅斑
- Type Ⅲ：炎症性乳頭状過形成（顆粒型）。硬口蓋中央部と顎堤に生じる

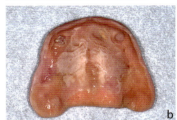

図1 義歯性口内炎の口腔内と清掃不良な義歯
a：義歯床に沿った口腔粘膜の炎症がみられる　b：粘膜調整材が長期間使用により劣化し、表面粗造化が認められる

カンジダ菌に感染していても無症状に経過することが多いが、炎症に伴う腫れ、出血、疼痛、灼熱感といった自覚症状を訴える場合もある。

義歯使用者の義歯性口内炎に関する数多くの疫学調査では、その罹患率は15～70%であり[3]、45%以上が罹患しているという報告が多く、義歯装着者の多数が義歯性口内炎を発症していることが示されている。

2 義歯性口内炎の原因とリスクファクター

カンジダ菌は、健康なときにも口腔内・咽頭などに存在し、普段はほかの菌とのバランスを保って増殖が抑えられているが、免疫力が低下したり常在菌のバランスが崩れたりすると増殖し、病原

性を示すようになる（**表1**）。特に高齢者では、義歯使用率が高く、免疫力が低下していたりするため、その検出率は高くなる。

口腔咽頭粘膜の表在性のカンジダ症は軽視しがちであるが、肺、心臓、肝臓など体の深部に入り込み感染を起こす深在性カンジダ症は重篤なものになるので、注意を要する。

表1 義歯性口内炎のリスクファクター（文献4より引用改変）

全身的因子	局所的因子
・高齢者・病中・病後など体力・免疫力の低下 ・長期間のステロイド剤や抗生物質の使用 ・悪性腫瘍（放射線治療や抗がん剤治療）、血液疾患、糖尿病など ・低栄養	・口腔乾燥症（シェーグレン症候群、放射線治療など） ・喫煙 ・口腔内・義歯の清掃不良 ・口腔粘膜の損傷

よく「カンジダ菌が義歯に付着しやすい」という表現が使われるが、特別に義歯表面にカンジダ菌が付着しやすいわけではなく、義歯使用者が高齢者であること、義歯床下がカンジダ菌にとって増殖しやすい環境だからである。衛生不良な義歯や表面粗造な義歯の表面では、カンジダ菌が付着・増殖してバイオフィルムを形成しやすくなるために、義歯性口内炎を生じやすい。さらに、適合不良な義歯の使用は口腔粘膜を傷つける可能性があり、カンジダ菌が義歯および粘膜の両方に定着しやすくする。夜間の義歯装着と喫煙も、口腔内の乾燥と関連して義歯性口内炎の拡大に影響すると考えられている[5]。

3 義歯性口内炎の治療法

義歯性口内炎に対する標準治療は確立されていないが、カンジダ菌に対しては局所および全身の**抗真菌剤**の適用、口腔衛生状態の改善、また義歯に対しては徹底的な除菌あるいは新しい義歯の製作などが挙げられる。カンジダ菌に起因する義歯性口内炎において、最も効果的な予防・治療法は、義歯に**デンチャープラーク**を付着させないことである。そのために、患者に対して衛生指導を徹底し、患者自身が口腔および義歯の清掃を行うことで、常に口腔内の清潔を保つようにする必要がある（**図2**）。

（水頭英樹、市川哲雄）

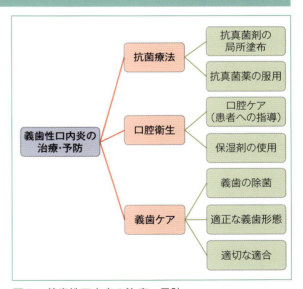

図2 義歯性口内炎の治療・予防

文献

1) 日本補綴歯科学会編：歯科補綴学専門用語集（第4版），24. 医歯薬出版. 2015.
2) Newton AV.: Denture sore mouth. A possible etiology. Br Dent J 112: 357-360. 1962.
3) Gendreau L , Loewy ZG : Epidemiology and etiology of denture stomatitis. J Prosthodont 20, 251-260. 2011.
4) Zarb, Bolender, Eckert, Jacob, Fenton, Mericske-Stern 編著，田中久敏，古谷野 潔，市川哲雄 監訳：バウチャー無歯顎患者の補綴治療（第12版）. 医歯薬出版. 2008.
5) Barbeau J., Séguin J. et al.: Reassessing the presence of Candida albicans in denture-related stomatitis.; Oral Surg Oral Med Oral Pathol Oral Radiol Endod 95(1), 51-59.2003.

section 4　口腔内微生物

> **ここがPOINT**
> - 口腔内微生物叢は硬組織、軟組織、歯肉溝のおのおので特徴的な構成をとる。
> - デンタルプラークやデンチャープラークはバイオフィルムの一種で、免疫機構や抗菌薬に抵抗性をもつ。
> - デンチャープラーク中には *Candida albicans* が高頻度に存在し、カンジダ症、口角炎、義歯性口内炎、誤嚥性肺炎などに関与する。

1　口腔内の微生物叢

　口腔には 700 種以上の微生物が存在し、硬組織である歯や歯肉や粘膜・舌などの軟組織、その境界である歯肉溝、唾液中など各部位に微生物叢（菌やウイルスなどの集合体）を形成する[1]。口腔は消化器および呼吸器の開口部として外界と直接交通するため、口腔内に常在する微生物は、外界からの侵入を防ぐ機能を担っている。しかし、特定の微生物はう蝕や歯周病など種々の口腔疾患を引き起こし、また日常的には問題とならない微生物においても、免疫力が低下した場合には**日和見感染**を引き起こすことがある。

　口腔内微生物叢は、口腔内の各部位によって特徴的にその構成が変化するが、微生物自身の棲息しやすい部位や条件を得るため、口腔内を移動し続けていると考えられている。また、微生物によっては、口腔内で十分な栄養が得られなくなってくると、宿主の嚥下運動により消化管や上気道へよりよい栄養状態を求めて移動し、身体の種々の器官に対する特異的な付着素の発現を変化させ、新たな部位で定着していくメカニズムがあることが明らかとなっている[2]。

　口腔内微生物は口腔内の疾患だけでなく全身疾患にも関与することが報告されている[1-3]。このなかでも口腔内レンサ球菌やグラム陰性桿菌により誤嚥性肺炎や感染性心内膜炎が引き起こされることはよく知られている。また、胃潰瘍の原因菌であるピロリ菌（*Helicobacter pylori*）、肝炎、髄膜炎を引き起こす菌なども検出されている。

2　デンチャープラーク

　口腔内の微生物は硬組織や義歯上において、**菌体外多糖体**（不溶性グルカン）などを介して何層にも重なり**バイオフィルム**（微生物塊）を形成する（**図1**）。歯面上にできたバイオフィルムを**デンタルプラーク**、義歯上にできたバイオフィルムをデ

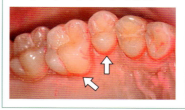
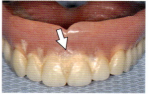

歯垢染色液による　　　　　人工歯鼓形空隙に蓄積された
デンタルプラークの赤染　　　　デンチャープラーク

図1　デンタルプラークとデンチャープラーク

ンチャープラークとも呼ぶ。

　いずれも粘膜上と違い、免疫による防御機構が存在せず、唾液の影響が及びにくいため、剝離しにくく、定着、成長しやすい[3]。このようにして形成されたバイオフィルムは、宿主の免疫機構を回避し、抗菌薬や消毒剤にも抵抗性がある。

　デンチャープラークは、通常のデンタルプラークにみられる微生物叢と基本的には類似した構成と考えられる（図2）。初期のデンチャープラークでは、主としてグラム陽性球桿菌（*Streptococcus sanguis*、*S. mutans*、*Actinomyces* など）が優勢で4〜6層堆積しており、細胞間は無構造な細胞間マトリックスで埋められている。これが成熟するにつれ、グラム陰性球桿菌（*Veillonella* など）が何層にも堆積する。特に後期に定着する菌群である嫌気性桿菌（*Fusobacterium*、*Porphyromonas gingivalis* など）やスピロヘータ（*Treponema denticola* など）の増加に引き続き、*Candida spp.* などの増加が認められる。

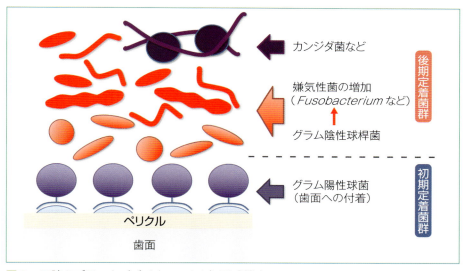

図2　口腔のプラーク（バイオフィルム）形成機序

　デンチャープラークの微生物学的な特徴の1つとして、この *Candida spp.* の比率が高いことが挙げられ、デンチャープラークの表層（粘膜側）に多く存在する。*Candida spp.* は、酵母型および菌糸型の両者が検出され、菌糸型のほうが高い病原性をもつ[5]（図3）。菌種では、病原性が強い *C. albicans* が多く、次いで *C. glabrata*、*C. tropicalis* が高頻度で分離され（図4）、カンジダ症や義歯性口内炎、口角炎だけでなく誤嚥性肺炎に関与する可能性が示唆されている[3,6]。加えて、最近、フルコナゾールなどのアズール系抗真菌薬に低感受性である非アルビカンス属による播種性や深在性のカンジダ症が医科領域で増加傾向にあり、デンチャープラークでもその傾向が強いので注意が必要である[6]。

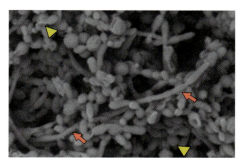

図3　カンジダ菌：酵母型（矢頭）と菌糸型（矢印）

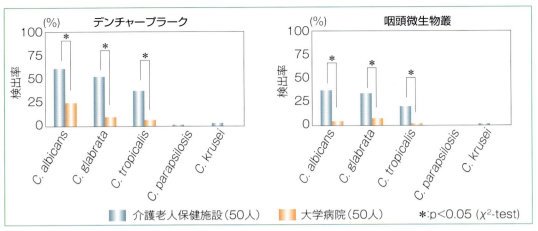

図4a　デンチャープラークと咽頭微生物叢のカンジダ検出率（文献6より引用改変）

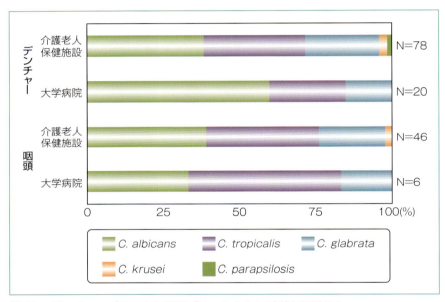

図4b　デンチャープラークと咽頭プラークのカンジダの菌種分布
（介護老人保健施設50人、大学病院50人における義歯患者において）

（岩脇有軌、市川哲雄）

文献

1) 三宅洋一郎：口腔の病原微生物と感染症；Geriatric Medicine 42, 287-291. 2004.
2) 濱田泰三, 二川浩樹：デンチャープラークとオーラルヘルスケア；日本補綴歯科学会雑誌 45（5）, 561-581. 2001.
3) 市川哲雄：高齢者歯科における感染症のとらえかた　デンチャープラークから高齢者の口腔ケアを考える　デンタルデバイス感染症；老年歯科医学（16）, 401-405. 2002.
4) Kolenbrander, et al.: Communication among oral bacteria. Microbiol Mol Biol Rev. 66: 486-505. 2002.
5) 二川浩樹, 牧平清超, 江草 宏, 福島 整, 川端涼子, 濱田泰三, 矢谷博文：口腔カンジダの付着およびバイオフィルム形成；真菌誌（46）, 233-242. 2005.
6) 大村直幹：デンチャープラークと誤嚥性肺炎に関する研究；四国歯誌（17）, 75-90. 2004.

義歯のケアと誤嚥性肺炎

> **ここがPOINT**
> ・肺炎による死亡率は年々増加していて、肺炎の多くは誤嚥性肺炎である。
> ・義歯に付着した微生物と咽頭に付着した微生物とは関連があり、口腔ケア・義歯ケアによって誤嚥性肺炎発症リスクの軽減が期待できる。

1 誤嚥性肺炎とは?

　厚生労働省が発表した平成27年人口動態調査において、肺炎による死亡率は、悪性新生物（28.7%）、心疾患（15.2%）に次いで第3位（9.4%）であり、高齢者人口の増加に伴って、肺炎による死亡率は年々増加している。肺炎が原因で死亡する人は高齢になるにしたがって増加し、肺炎が死亡原因である人の97%は65歳以上であると報告されている（図1）。

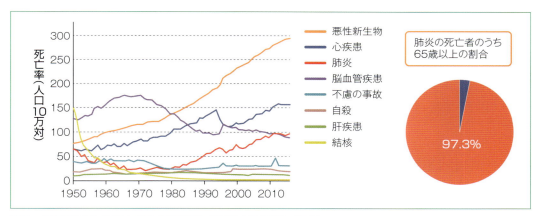

図1　死因別にみた死亡率の年次推移（文献6を参照し作成）

　誤嚥性肺炎は、食物や嘔吐物などを誤嚥することによっても生じるが、微生物が唾液とともに気管への流れ込み「むせのない誤嚥（**不顕性誤嚥**）」を繰り返すことで発症することが多いといわれている。治療法は抗菌薬投与であるが、誤嚥性肺炎は再発を繰り返す特徴があるため、耐性菌が生じ、抗菌薬に抵抗性をもつことがある。そのため、新たな抗菌薬が開発されても治療困難なことが多い。老化に伴う生理的な変化や脳血管障害・神経疾患のため嚥下反射機能が低下し、不顕性誤嚥が多いことや免疫機

表1　誤嚥性肺炎のリスクファクター

免疫能低下	嚥下反射機能低下
・糖尿病 ・腎不全 ・肝硬変 ・悪性腫瘍 ・心肺疾患 ・代謝疾患	・加齢 ・脳血管障害（脳梗塞・脳出血） ・パーキンソン病 ・重症筋無力症

能が低下していることが、高齢者で肺炎による死亡率が高い原因となっている（**表1**）。また、誤嚥性肺炎の症状は、通常の肺炎と同様に、咳、発熱、喀痰、呼吸困難などがあるが、なんとなく元気がない、食欲がないといった非特異的な症状のみがみられ、典型的な肺炎の症状を伴わない場合も多いため注意が必要である。

2　口腔ケアと誤嚥性肺炎

米山ら[1,2]によって、要介護高齢者に対する口腔ケアが誤嚥性肺炎の予防に役立つことが示された。要介護高齢者に対して口腔ケア群（看護師・介護者による毎食後の口腔清掃、週1回の専門的口腔ケア）と対照群（本人・介護者による口腔ケア）とで比較した。2年間の経過観察中に肺炎発症率は口腔ケア群で11%、対照群では19%となり、口腔ケアは高齢者の発熱・肺炎リスクを低下させた（**図2**）。

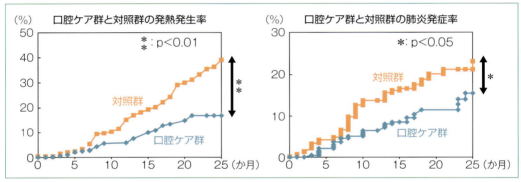

図2　口腔ケア期間中の発熱発生率・肺炎発症率（文献2、7を参照し作成）
期間が長くなるにつれ、口腔ケア群と対照群の発生率・発症率の差が大きくなっている

また、細菌学的な観点から、弘田ら[3]は専門的な口腔ケアを受けた群は対照群に比べて、咽頭細菌数が有意に減少したことを報告している。さらには、口腔ケアを行うことはインフルエンザの発症予防にも効果があることが示され[4]、呼吸器感染症に対する口腔ケアの重要性が示されている。

3　義歯ケアと誤嚥性肺炎

誤嚥性肺炎の治療は抗菌薬投与が基本だが、前述のように、耐性菌が生じ抗菌薬に抵抗性をもつことがある。大村ら[5]は義歯に付着したデンチャープラークから特定の微生物が検出されると、咽頭からも同種の微生物が検出される傾向があり、検出率は大学病院外来患者よりも高齢者施設入院患者のほうが有意に高いと報告している（**図3**）。口腔内（口腔粘膜・義歯・歯）の微生物は、咽頭にも定着し、肺に運ばれる可能性がある。そのため、嚥下指導・口腔ケア・義歯ケアを徹底して行うことで、口腔内に付着した微生物を減少させ、口腔をリザーバーとして発生する誤嚥性肺炎発症リスクの軽減が期待できる。

section 5 義歯のケアと誤嚥性肺炎

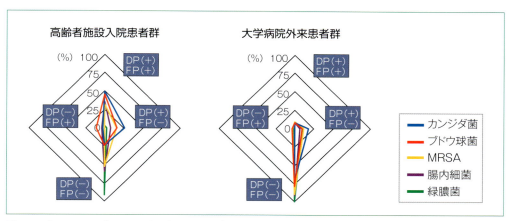

図3 デンチャープラーク（DP）と咽頭プラーク（FP）の関連性（検出率）
※ DP(+)、FP(+)はデンチャープラークにも咽頭プラークにも検出される場合

（水頭英樹、市川哲雄）

文献

1) Yoneyama T, Yoshida M, et al.: Oral care and pneumonia. Lancet 354: 515.1999.
2) 米山武義，吉田光由 他：要介護高齢者に対する口腔衛生の誤嚥性肺炎予防効果に関する研究；日歯医会誌 20，58-68．2001．
3) 弘田克彦，三宅洋一郎 他：プロフェッショナル・オーラル・ヘルス・ケアを受けた高齢者の咽頭細菌数の変動；日老医誌 34，125-129．1997．
4) Abe S, Okuda K, et al.: Professional oral care reduces influenza infection in elderly; Arch Gerontol Geriatr 43, 157-164. 2006.
5) 大村直幹，市川哲雄 他：デンチャープラークと咽頭の微生物叢との関連性；日補綴会誌 46，530-538．2002．
6) 厚生労働省：人口動態統計（2015年）
7) Yoneyama T, et al.: Arch Gerontol Geriatr 22, 11-19. 1996.

section 6 義歯ケアと口腔ケア

ここがPOINT
- 口腔ケアには、口腔衛生管理と口腔機能管理が含まれる。
- 義歯ケアも、義歯の衛生状態に関するものと、義歯による機能回復に関する2つに分かれる。
- 義歯ケアや口腔ケアのレベルには、セルフケア、プロフェッショナルケア、歯科医師レベルのプロフェッショナルケアがある。

1 義歯ケアと口腔ケアの分類とレベル

口腔ケアは、口腔衛生に関する器質的口腔のケアと口腔機能に関する機能的口腔のケアの2つに大きく分かれる（**図1**）。**義歯ケア**も当然このなかに含まれ、ただ単に義歯を磨くということではなく、義歯の衛生状態に関するものと、義歯による機能回復に関する2つに分かれる。

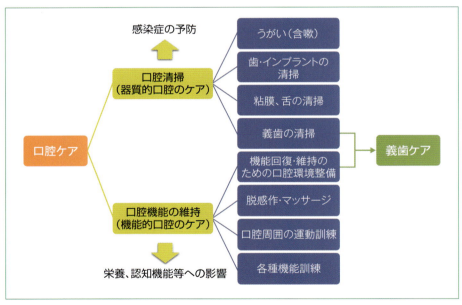

図1　義歯ケアと口腔ケア

その義歯ケアの内容について、階層に分けて説明したものが**図2**である。歯科医師が行う義歯の**プロフェッショナルケア**には、義歯装着後に生じる残存組織と義歯の変化への対応や、プロフェッショナルな義歯ケアと患者自身がする義歯の**セルフケア**に関するケア計画の立案がここに入る。歯科衛生士や歯科技工士が行う義歯のプロフェッショナルケアは、歯科医院専用の化学的洗浄剤を使った専門的な徹底的な義歯清掃のほか、義歯の研磨や患者への義歯清掃の指導がこれにあたる。

患者自身が行う義歯のセルフケアには、日々の含嗽、義歯の清掃、**義歯安定剤・口腔湿潤剤**の適切な使用などがこれにあたる。このように、義歯ケアは歯科医師だけでできるものではなく歯科衛生士、歯科技工士、歯科助手らによるプロフェッショナルなケア、患者自身のセルフケア、そして適切な義歯ケア材料の提供が揃って初めて成り立つものである。

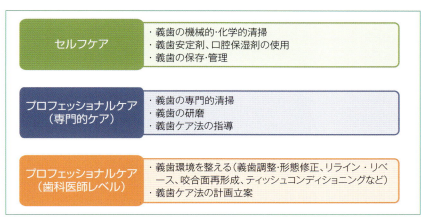

図2　義歯ケアとそのレベル

2 義歯ケアの効果

義歯ケアの効果を**表1**に示す。口腔ケアの効果と同じように、う蝕、歯周病の予防、義歯性口内炎の予防、口臭予防には重要であることはいうまでもない。近年非常に注目されている誤嚥性肺炎への口腔衛生との関係であるが、当然、義歯の汚れ→口の汚れ→喉の汚れ→肺炎という図式は考えなければならない。義歯と義歯周囲は免疫機能が働きにくく、口腔微生物の繁殖の温床になることが指摘されている。特にカンジダ菌はデンチャープラークに特徴的な微生物であり、強い酸産生能力があると同時に、多くの病原微生物と共凝集し、殺菌剤の効果を低下させることが指摘されている。

義歯の装着と義歯ケアによって、咬合支持が確立し、咀嚼、構音、嚥下機能が回復され、栄養、社会的、心理的な面にも大きな影響を与えると同時に、その回復された歯列や機能を長期間維持することが可能になる。

表1　義歯ケアの効果

義歯ケアの効果
・残存歯の保全（う蝕、歯周病の予防）
・残存組織の保全（顎堤）
・義歯劣化の防止
・口臭予防
・口腔機能の維持、改善
・義歯性口内炎、誤嚥性肺炎の予防

（市川哲雄、松田 岳）

section 7 義歯および口腔ケアと脳機能の活性化

・咀嚼時の脳活動を観察すると、さまざまな領域で脳の活性化がみられる。
・高齢者では、前頭野や連合野の種々領域が賦活していることが観察される。
・ブラッシング時（口腔ケア）においても、脳の活性化がみられる。

1　咀嚼と脳機能

　義歯および口腔ケアの目的の1つに、咀嚼機能の改善とその維持・向上が挙げられる。咀嚼は、食物を細かくすり潰し、唾液と混ぜながら食塊を形成し嚥下の準備を行う、いわば栄養摂取の面でたいへん重要な役割を担っている。最近、咀嚼することにより脳が活性化することが報告されている。機能的磁気共鳴画像法（fMRI）でガム咀嚼時の脳活動を観察すると、年齢に関係なくさまざまな領域で脳の活性化がみられ、感覚の経路である「視床」「一次体性感覚野」の活動や、運動を筋肉へ指令する「一次運動野」、円滑な運動を指令する「補足運動野」、運動の学習・記憶を担当している「小脳」さらには口腔・顎・顔面領域からの感覚情報を統合し、情動（気分）や身体感覚の認識にかかわる「島皮質」が賦活している[1]（図1）。

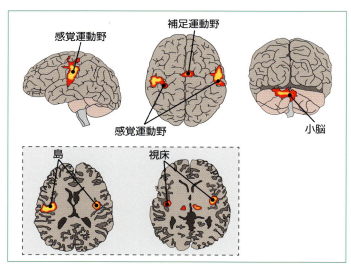

図1　咀嚼したときの脳の活性化イメージ（文献1を参考に作成）

　また、このときの若年者と高齢者の脳活動の違いを観察すると、若年者では、連合野の活動がほとんどみられないのに対して、高齢者では、連合野の種々領域が賦活していることが観察される[2]（図2）。連合野は、大脳皮質の多くの部分を占めている領域で、五感情報や運動情報を高次なレベ

ルで処理・統合をしていることから、咀嚼は若年者よりも、むしろ神経回路への感覚入力が低下している高齢者の連合野において、加齢によって低下傾向にある機能を維持・向上させるような感覚刺激を供給していることが予想される。

さらに連合野以外でも、高齢者では前頭前野の活動も認められている[3]（**図2**）。前頭前野は、前頭葉の一部で額の部分に相当し、大脳皮質の約30％を占めている。その働きは、認知・記憶・実行機能、情動・動機付けなど多様な機能と関連しており、最も高次な脳の中枢と考えられている。しかしこれらの脳活動は、咀嚼本来のリズミカルな反射運動では起こらず、意識してしっかりと咀嚼することが条件とされている。

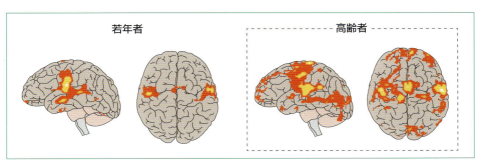

図2　年齢による脳の活性化イメージ（文献2を参考に作成）

2 口腔ケアと脳機能

一方、口腔ケアも**脳機能**を活性化させる報告がある[4,5]。成人を対象としたfMRI法による研究では、ブラッシングを行うことで感覚運動野・補足運動野・島皮質・前頭前野をはじめとして、学習・記憶・感情の形成と処理に重要な帯状回にも活性化が認められている。また、高齢者を対象とした同様の研究では、右側前頭前野に著明な活動が認められ、それに伴い神経認知検査のスコアも向上することが報告されている。

これまで義歯および口腔ケアは、う蝕や歯周病など口腔疾患の予防（衛生面）に主観が置かれてきたが、義歯修理等による咀嚼機能の改善や適切なブラッシング刺激により、脳を活性化させる二次的（副次的）な効果があることが最近明らかにされている。その効果は、若年者よりも高齢者に顕著に表れている。

（木本克彦）

文献

1) Onozuka M, Fujita M, Watanabe K, et al. Mapping brain region activity during chewing. A functional magnetic resonance imaging study. J Dent Res. 81: 743-746. 2002.
2) 小野塚 實：噛むチカラで脳を守る；噛めば"命の泉"湧く…1．健康と良い友だち社．2009.
3) Onozuka M, Fujita M, Watanabe K, et al. Age-related changes in brain regional activity during chewing: a functional magnetic resonance imaging study. J Dent Res. 82: 657-660. 2003.
4) 水野潤造 他：ブラッシングによる脳賦活：fMRIによる研究―成人における基礎的解析―；老年歯科医学23，330-337．2008.
5) 鈴木幸江，久岡清子，渡邊和子 他：ブラッシング刺激による高齢者の神経認知機能への影響について；日本歯科衛生学会雑誌 8（1），43-51．2013.

section 8 残存歯と脳機能・認知症・うつ病

- 残存歯の少ない人は、認知症に罹患するリスクが高いことが報告されている。
- 噛めない動物は、記憶を司る海馬内の神経細胞に影響を及ぼしている。
- 咀嚼は、高齢者の認知機能の維持に関与している可能性が示唆されている。
- 咀嚼することでうつ病に対する予防効果も期待されている

1 残存歯と認知症

残存歯と**認知症**との関連性は古くから研究が行われている。1995年に、世界保健機構（WHO）とアメリカ国立老化研究所（NIA）による日本を含めた世界6か国のアルツハイマー病患者1,385名を対象とした調査では、「歯の喪失」は危険因子の1つとしてすでに取り上げられている[1]。日本でも2009年に認知症予防財団が行った調査によると、健常な高齢者は平均で14.9本の歯が残っているのに対して、認知症の疑いがある高齢者は9.4本と少ないことが報告されている[2]。また最近では、高齢者4,425名を対象に大規模臨床研究（追跡調査）が実施され、「歯がほとんどなく義歯を使用していない者」いわゆる残存歯の少ない者は、認知症に罹患するリスクが高いことが報告されている[3]。

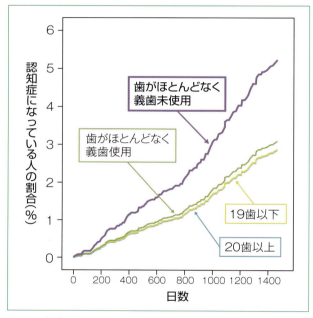

図1 歯数と認知症発症との関係（文献3より引用改変）

2 咀嚼と認知症

（1）噛めない動物の海馬（動物実験）

脳の中で、認知機能や記憶と深く関係しているのが、大脳辺縁系の一部にある海馬である。高齢動物（ラットやマウス）の臼歯部を抜歯し、残存歯を少なくした咀嚼不全の状態にすると、この海馬内の神経新生が抑制され、神経細胞同士をつなぐ樹状突起やシナプスの数も減少している。また、神経細胞から放出されるアセチルコリンやドーパミンなど、記憶をつくるために必要な神経伝達物

section 8 残存歯と脳機能・認知症・うつ病

質の放出する能力も減衰している[4]。このような現象は、老化に伴う認知機能の障害で見受けられる病態と非常によく似ており、残存歯の減少が咀嚼不全を引き起こし、その結果、海馬の老化とそれに伴い認知機能の低下を招くと考えられている。

（2）認知課題テストと脳機能（臨床研究）

　実際に高齢者 1,057 名を対象に、咀嚼を行った後と咀嚼を行わない（何もしない）後の認知課題テストを実施し、その結果を比較してみると、テスト前に咀嚼することで認知スコアが向上することが報告されている。さらに、認知課題テスト中の脳活動を fMRI 法を用いて観察すると、テスト前に咀嚼をすることで "しない" に比べて、海馬と前頭前野の活動している範囲が増加することが観察される[5]。高齢者における認知課題テストの成績と脳活動を解析した追跡調査では[5]、多くの脳部位の活動量が加齢とともに低下したにもかかわらず、海馬と前頭前野における脳活動が増大した高齢者だけが、8 年間という長期の実験期間においても加齢に伴う成績の低下が生じなかったと報告されている。咀嚼は、高齢者の認知機能の維持に関与している可能性が示唆されている。

3 咀嚼とうつ病

　うつ病と咀嚼との関連性も報告されている。うつ病の原因の 1 つとして脳内の神経伝達物質であるセロトニン欠乏が挙げられるが、歩行・呼吸・咀嚼のようなリズミカルな運動により、このセロトニン神経系を賦活させることが報告されている。実際にガム咀嚼を 20 分間しっかりと行うと、全血中セロトニン濃度が増えることが報告されていることから、うつ病に対する予防効果も期待されている[7]。

（木本克彦）

文献

1) Kondo K.Niino M, Shido K. A case –control study on Alzheiner's disease in Japan: significance of life-styles. Dementia 5.314.326.1995.
2) 財団法人認知症予防財団 編：高齢者における歯の欠損・歯周病と認知症に関する報告書.2005.
3) Yamamoto T, Kondo K, Hirai H, Nakade M, Aida J, Hirata Y. Association between self-reported dental health status and onset of dementia: Aichi Gerontological Evaluation Study project 4-year prospective cohort study of older Japanese. Psychosomatic Medicine. 74(3):241-248.2012.
4) Ono Y, Yamamoto T, Kubo K, Onozuka M, :Occlusion and brain function: mastication as a prevention of cognitive dysfunction. Journal of Oral Rehabilitation 2010; 37: 624–640.
5) 篠栗健一 他：チューイングによる高齢者の認知記憶の増強効果：海馬および前頭前野の関与；教育医学 58.179-191.2012.
6) Grady CL. Cognitive neuroscience of aging. Ann N Y AcadSci. 2008;1124:127–144.
7) Mohri Y, Prolonged rhythmic gum chewing suppresses nociceptive response via serotonergic descending inhibitory pathway in humans. Pain. 18:35-42. 2005.

section 9 義歯による咬合の安定

> **ここがPOINT**
> ・義歯は咬合を安定させ、口腔機能の低下を予防し、健全な栄養摂取を可能にしてフレイルを防ぐ。
> ・身体のバランスや歩行機能を保護するためには義歯による咬合回復が重要である。

1 高齢者の口腔機能を保存することの重要性

8020運動の達成率は2016（平成28）年の歯科疾患実態調査で約51.2%であり、歯が多く残っている高齢者は増加している。また同時に、高齢化の進展に伴い歯科を受診する高齢者の割合も増加の一途を辿っている。日本老年歯科医学会は2016年11月、「口腔機能低下症」の概念と診断基準を公表した[1]。これは口腔機能障害へ至る以前に、通常の歯科治療に加え、咀嚼や嚥下などの口腔機能の低下に早期に介入・治療することの重要性を呼びかけるためである（図1）。

2018年4月に、この口腔機能低下症が保険収載された。まさに要支援・要介護になる前に適切な歯科医療の介入により、適切に全身の健康を保とうというものである。

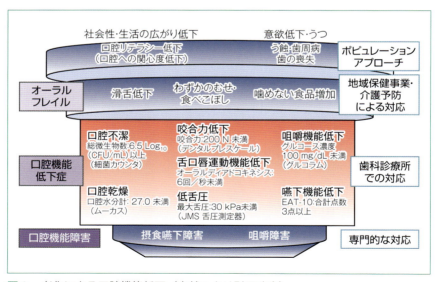

図1　老化による口腔機能低下（文献1より引用改変）

2 義歯の役割

歯・歯質の欠損は体全体にさまざまな影響を及ぼす（図2）。口腔内の不調和は、現時点での機能障害だけにとどまらず、将来的に咬合の崩壊を招く恐れがあり、適切な介入とメインテナンスが

必要である。さらに、口腔機能の回復維持が要介護を遅らせ健康長寿の延伸に貢献することが広く知られつつある。

高齢者に不足しがちなタンパク質の摂取量は、咬合力と歩行速度との関係に影響を与えており[3]、臼歯の欠損が多い人は日常生活動作（activities of daily living；ADL）が経年的に低下していく[4]が、義歯が入ると食事内容が改善され[5]、ADLを高く保てる可能性がある[6]といった報告がすでに数多くなされている。

また、下顎位や咬合状態と身体機能の関係を証明しようとする研究も多くみられる。たとえば、頭部の固定には臼歯部の咬合接触が重要であり、重心

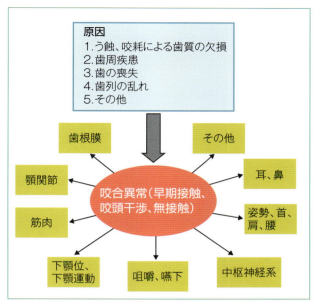

図2　咬合異常が及ぼす影響

動揺は歯科の介入により静止状態で良好にすることができる[7]が、噛みしめの場合は、基本的には筋力発揮には有効だが、体を速く動かすときには不利になってしまうといわれている。

義歯の使用に影響する因子は、老化や認知症の進行とともに身体機能から精神機能に変化していき、過度に進行すると義歯を使用することが非常に難しくなる[8]。義歯使用者のほうが、使用していない者に比べ生命予後が良いという報告[9]もあることから、高齢になる以前から適切な歯科治療を受け、義歯が必要となったときに適切な義歯を装着、使用していることが大切である。

（大久保　舞、水口俊介）

文献

1) 水口俊介，津賀一弘 他：高齢期における口腔機能低下 -学会見解論文 2016年度版-；老年歯学31(2)，81-99，2016.
2) 日本補綴歯科学会雑誌編集部：歯科診療領域3疾患の診療ガイドライン；補綴誌 46(4)，579-628．2002.
3) Okada T, Ikebe K, et al.: Lower protein intake mediates association between lower occlusal force and slower walking speed: from the septuagenarians, octogenarians, nonagenarians investigation with centenarians study. J Am Geriatr Soc 63(11):2382-2387, 2015.
4) Genkai S, Kikutani T, et al.: Loss of occlusal support affects the decline in activities of daily living in elderly people receiving home care. J Prosthodont Res 59:243-248, 2015.
5) 藤中高子：専門的口腔ケアの導入と義歯の歯科医療介入による要介護高齢者のＱＯＬの改善；日本公衛誌 55(6)，381-387．2008.
6) 金井康子，溝川信子：老人病院入院患者の口腔内状況とＡＤＬの関係；老年歯学 12(2)，95-99．1997.
7) Okubo M, Fujinami Y, et al.: The effect of complete dentures on body balance during standing and walking in elderly people. J Prosthodont Res 54（1）：42-47, 2010.
8) 藤本篤士，小城明子 他：高齢者の栄養摂取方法に関する研究 -義歯使用に影響を及ぼす要因について-；老年歯学 18（3），191-197．2003.
9) 藤本篤士，川上智子 他：高齢者の義歯使用に関する研究；道歯会誌59，181-185．2004.

section 10 義歯の現状

>
> ・思ったほど義歯患者は減っておらず、難症例は増えている。
> ・義歯の新製は減少しているが、修理や床裏装は増加している。

1 残存歯数の増加と義歯患者数の変化

　残存歯数は高齢者においても増加しつつある[1]（**図1**）。しかしながら高齢者の絶対数が増加している[2]ため、義歯患者数（特に部分床義歯患者数）は思ったほど減ってきておらず（**表1**）、85歳以上では逆に増えている[3]。一方、う蝕は高齢者で増加傾向にあり（**図2**）、歯周病は全年代を通じて増加してきている（**図3**）[1]。

　これらのことから、「顎堤吸収が大きい」「全身的疾患がある」「口腔機能が低下している」「義歯のメインテナンスが十分にできない」「う蝕や歯周病の歯を抱えている」などの、いわゆる難症例義歯患者が増えてきていると考えられる。

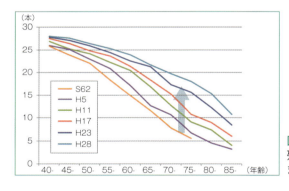

表1　義歯患者数

	部分床義歯患者数	全部床義歯患者数
平成17年	18,929 千人	11,088 千人
平成23年	18,151 千人	9,146 千人
平成28年	16,470 千人	7,833 千人

図1　平均現在歯数（文献1を基に作成）
残存歯数は年齢とともに減少するが、その勢いは弱まりつつある

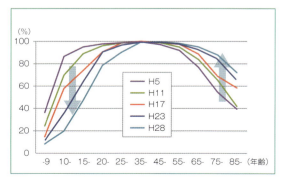

図2　う蝕のある割合（文献1を基に作成）

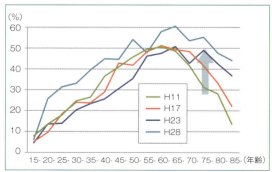

図3　4mm以上のポケットを有する者の割合（文献1を基に作成）

2 義歯新製・修理・床裏装の推移

　義歯の新製は減少しつつある（**図4**）が、義歯修理や床裏装（義歯と粘膜のすき間を埋める処置）の割合は増加している（**図5**、**図6**）[4,5]。特に後期高齢者で修理や床裏装が多い。高齢者は新しいものになじみにくいことや、歯科訪問診療などの制約のある診療環境を考えると、義歯の適切な調整・修理・床裏装の重要性はますます高まってくると考えられる。

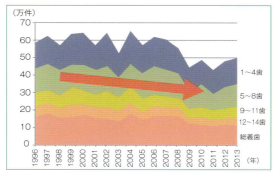

図4　義歯の1か月の新製件数（文献5を基に作成）

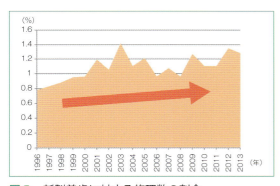

図5　新製義歯に対する修理数の割合

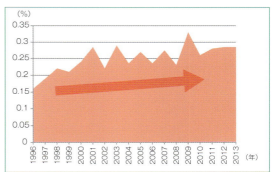

図6　新製義歯に対する床裏装数の割合

（佐藤裕二）

文献

1) 厚生労働省：歯科疾患実態調査，結果の概要．〈http://www.mhlw.go.jp/toukei/list/62-17b.html〉
2) 厚生労働省大臣官房統計情報部：人口動態調査．〈http://www.mhlw.go.jp/toukei/list/81-1a.html〉
3) 佐藤裕二，一色ゆかり：歯科疾患実態調査と人口動態調査を用いた高齢義歯患者絶対数の推定．日歯医療管理誌49，162-167．2014．
4) 厚生労働省：社会医療診療行為別調査．〈http://www.e-stat.go.jp/SG1/estat/NewList.do?tid=000001029602〉
5) 佐藤裕二，北川 昇，一色ゆかり：社会医療診療行為別調査からみた過去18年間の義歯治療の変化，日補綴会誌8:185-191,2016．

第Ⅱ章　臨床編

section 1-1　デンチャープラークコントロール
機械的清掃法と化学的洗浄法

> **ここがPOINT**
> ・**機械的清掃法**は強固なデンチャープラークを効率的に除去することができる。
> ・機械的清掃の際に歯磨剤を併用したり、強く擦ると義歯を傷つける可能性がある。
> ・**化学的洗浄法**により、義歯用ブラシが届かない細かいデンチャープラークを除去することができる。

　義歯は長期の使用による材料の劣化に加え、義歯に付着するデンチャープラークによっても劣化が生じる。また、義歯の清掃を十分に行わないと、義歯に付着したデンチャープラークにより誤嚥性肺炎を誘発する可能性がある。このようにデンチャープラークはさまざまなトラブルを誘発するためデンチャープラークコントロールは大変重要である。デンチャープラークの除去には、ブラッシングによる機械的方法と洗浄剤による化学的方法が基本となる。

1　機械的清掃法

　義歯は口腔内装着直後に、表面に**デンチャーペリクル**が形成され、口腔内の微生物の付着・凝集により**バイオフィルム**（デンチャープラーク）へと変化する。義歯に堆積したデンチャープラークは強固な膜様構造となっているため、機械的清掃によりデンチャープラークを物理的に破壊する必要がある。機械的清掃は、デンチャープラークコントロールの基本であり、この清掃には、①**義歯用ブラシ**（図1）、②**超音波洗浄機**が使用される。また部分床義歯では、クラスプやアタッチメントなど構造が複雑なため、細かな部位には部分入れ歯用の義歯用ブラシや口腔内清掃用のタフトブラシ、歯間ブラシも役立つ（図2）。さらに、**義歯用除菌洗浄剤**（泡洗浄剤）（図3）も機械的清掃の補助として爽快感を与えるために有効である。なお、清掃中の落下に備え、水を張った洗面器やタオルを敷いた上で清掃を行うよう指導すると、落下による義歯の破折を防止することが可能となる。

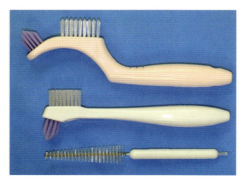

図1　各種の義歯用ブラシ

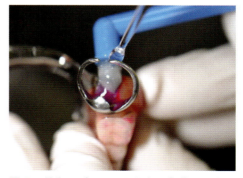

図2　義歯用ブラシで届かない部位は、タフトブラシを使用すると効果的である

section 1　デンチャープラークコントロール

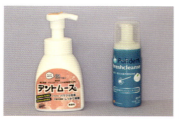
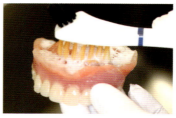

図3　義歯用除菌洗浄剤（泡洗浄剤）

2　化学的洗浄法

　化学的洗浄は、義歯洗浄剤などの薬剤あるいは消毒薬を用いて義歯を洗浄し、微生物の除去あるいは殺菌効果を期待するもので、機械的清掃により可能な限りデンチャープラークを除去した後に義歯洗浄剤を用いることで、義歯用ブラシが届かない細かいデンチャープラークを除去することが可能となる。義歯洗浄剤には、歯科医院専用のものと薬局薬店で患者自身が購入して使用するものがあり、次亜塩素酸系、中性過酸化物、酵素系、銀系無機抗菌剤、酸、界面活性剤、義歯用洗口剤などの種類がある（**表1**）。

表1　各種義歯洗浄剤の利点と欠点（文献1より引用改変）

	殺菌作用	バイオフィルム除去能	歯石除去作用	消臭作用
次亜塩素酸	◎	△	―	―
過酸化物	○	○	―	◎
過酸化物＋酵素	○	○	―	◎
酵素	△	×	―	△
銀系無機抗菌剤	◎	◎	―	―
酸	○	◎	◎	×
生薬	×	×	―	○
界面活性剤（＋超音波）	◎	◎	―	△
義歯用洗口剤	×	×	―	×

　市販の義歯洗浄剤では、十分な除菌効果を示すまでの時間は商品によりまちまちであるが、バイオフィルムの除去を念頭におくと、最低でも2時間程度の浸漬が必要である。また、超音波洗浄器との併用は効果的である。市販義歯洗浄剤の選択は、義歯の形態や材質、汚れの付着状況、軟質裏装材の使用状況、療養者のADL、安全性、経済性などを加味して選択する必要がある。特に、部分床義歯は種々の金属が使用されているため次亜塩素酸系の義歯洗浄剤の使用は注意が必要であるが、全部床義歯と比較して構造が複雑であるため、化学的洗浄を行う際に超音波洗浄機を併用するとさらに効果的である（**図4**）。

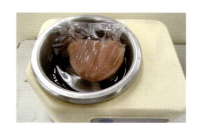

図4　義歯洗浄剤と超音波洗浄器を併用

（米山喜一）

文献

　1）特集 確実で効果的なデンチャープラークコントロール；DH style 2（3）．デンタルダイヤモンド．2008．

section 1-2 デンチャープラークコントロール
超音波洗浄

ここがPOINT
- 優しい洗浄で、ブラシなどのように傷をつける心配がない。
- 細やかな洗浄効果があり、ブラシや水洗では落とせない汚れや細かな部分、外・内側を同時に洗浄し、均一に洗浄できる。
- 大量に同時洗浄できる。

1 超音波による洗浄効果

超音波とは、人間の耳には聞こえない（20kHz：1秒間に約20,000回以下）音と定義されてきたが、現在では聞こえる音を含めて洗浄効果があれば超音波と呼んでいる。超音波洗浄には、主に**キャビテーション（空洞現象）**による衝撃波を利用した洗浄と、加速度（水の分子を加速させる）による洗浄の2つの相互作用によるものであり、特にキャビテーションのコントロールが洗浄効果に大きくかかわっていることが知られている[1]。

キャビテーションにより異物を剝離させる作用をキャビテーション効果と呼び、これによる衝撃波が、義歯に付着している汚れを物理的衝撃力で剝離し強力に洗浄することとなる（簡単には気泡が洗浄物に当たり壊れるときの衝撃波で汚れを引きはがす）（**図1**）。この衝撃力は**周波数**で変化し、周波数が低いほどキャビテーションが発生しやすく微細な汚れに効果的で、義歯全体に回り込みも可能となり全体の洗浄が効率的に行えるようになる。さらに、水分子の分解により「OHラジカル」が発生することによる有機的分解効果も期待されるほか、バクテリアなどの組織破壊効果にも有効である。

一方で、水の分子を加速させる超音波洗浄は、水分子が加速して義歯に当たることで、表面の汚れを衝撃で剝離させる効果であり、こちらは高い周波数で加速度が大きくなり効果的であり、微細な汚れの剝離には有効的である。

つまり、超音波洗浄は周波数の設定が洗浄効果に関係している。しかし、それ以外にも洗浄成分や液温なども洗浄効果に関与するため、各要素の管理が大切である。

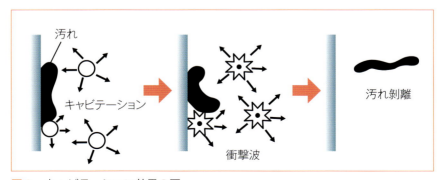

図1　キャビテーション効果の図

section 1　デンチャープラークコントロール

2　歯科用の超音波洗浄器

　歯科用では、さまざまな超音波洗浄器が用意されているが、その多くの周波数は 20〜40kHz 程度であり、義歯についた**デンチャープラーク**除去やその他の機材の血液などの洗浄にも最適な周波数となっている。また製品によって、タイマーはもとより、温度コントロールが可能な機種や超音波が全体にむらなく伝わる機種など、その洗浄力をより確かなものにしている機種もある。さらに、排水は器械をそのまま倒す機種と専用の排水バルブが付いている機種があるが、歯科医院に設置する際は取り回しや故障の可能性から排水バルブ付きを選択することが多い。また、歯科医院用の超音波洗浄装置だけではなく、現在は家庭用も数社から販売されており、こちらは小さく簡便で低価格であるため義歯装着患者に多く利用されている（**図2**、**表1**）。

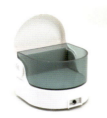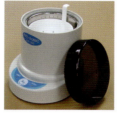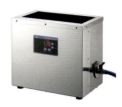

図2　洗浄器の代表例（左より、家庭用、歯科医院用（小型、中型））
　　（メーカーより写真提供）

表1　さまざまな歯科用超音波洗浄機

	取扱い	名称	特徴
家庭用	クエスト	ピュア　デンチャークリーナー	洗浄槽は取り外し可能なため、保管容器としても使用できる。
	松風	ロート義歯洗浄機　洗力ピカ用	既存製品では最大級の洗浄力。本体は持ち運びに便利な取っ手付洗浄槽と制御台に分離でき、排水も簡便に行える。
	名南歯科貿易	ソニックデンチャークリーナー	音波による物理的な振動で、汚れを効果的に落とす。義歯洗浄剤を入れることで、より高い洗浄力を得られる。トレーが外れるので、メインテナンスもやさしい。
歯科医院用（小型）	共和医理科	PRO-SONIC KS-303	洗浄力は強く、主にバー・リーマー用に使用されている。
	アイワ医科工業	AU-16 C	洗浄力は強く、主にバー・リーマー用に使用されている。
歯科医院用（中型）	アイワ医科工業	AU-50 C	排水バルブ付。排水バルブがないと、傾けて排水しなければならず、排水が本体に混入し故障の原因になることも。
	ジーシー	ハイパワーソニック HS-1	排水バルブ付。強い洗浄力。洗浄槽、どの位置でも高い洗浄力を有する。
	共和医理科	KS-140N	血液やタンパクの洗浄に最適な周波数 28 kHz を採用した卓上型超音波洗浄器。

（星 憲幸、木本克彦）

文献

1) 鳥飼安生：超音波の作用とその工業的応用；生産研究 13（9），279-286．1961．

section 1-3 デンチャープラークコントロール
光触媒

> **ここがPOINT**
> ・汚れだけに作用するので、義歯を優しく洗浄する。
> ・義歯の表面全体を細かく洗浄する。
> ・簡単で確実に洗浄する。

1 光触媒による義歯材料・洗浄剤への応用

(1) 光触媒とは

光触媒は、それ自身は変化しないが、光を吸収することで反応を促進するものであり、代表として二酸化チタン（TiO_2）がある。この二酸化チタンは光（紫外線が代表的）の照射により、光触媒分解反応（有機質は二酸化炭素と水に分解される）（図1）と、光親水化（水滴を垂らしても水滴形態ではなく広い膜状に広がる現象で、接触角が0°に近い状態になり、汚れが簡単に洗い流され水滴が全くつかなくなる状態）が得られる（図2）。

つまり、義歯表面に付着するデンチャープラークの除去として、光分解反応で細菌や真菌を含めた汚れを分解、無毒化し、さらに光親水化で水洗することで容易に表面より洗い流すことが可能となり、より簡便に義歯の清掃ができることとなる。このような研究は、これまでもさまざまなものが行われており、義歯材料自体への応用なども検討されている[1]。

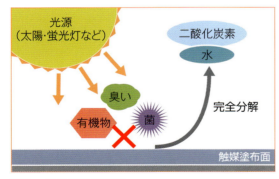

図1　光触媒分解反応

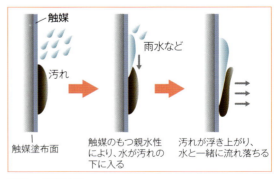

図2　光親水化

(2) 洗浄剤への応用

特に現在の義歯洗浄として応用されている代表的なものが、フィジオクリーンキラリやフィジオクリーンプロである（図3）。どちらも二酸化チタンを配合することで、その触媒効果によりお茶などによる着色汚れ、カンジダ菌の除菌と洗浄が可能である。また、その効果は通常の義歯洗浄剤には難しいバイオフィルム除去効果や毒素の分解と洗浄効果も立証されており、高い清掃性を確保

している。さらに中性タイプの洗浄剤であるため、レジン床だけでなく各種金属に対しても安心して使用できるマルチタイプとなっている。特に「フィジオクリーンプロ　色素用」は専用のパワーアップライトと併用することで、洗浄力を高めることが可能となっている（**図4**）。また、実際の患者使用によるアンケート調査でも、その洗浄効果や装着感、臭いの取れ具合など多くの満足度が得られる結果となった[2]。

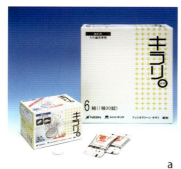
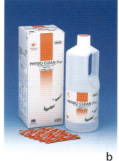

図3　光触媒入りの義歯洗浄剤
a：患者使用のフィジオクリーン　キラリ錠剤
b：歯科医院用のフィジオクリーンプロ　色素用
（メーカーより写真提供）

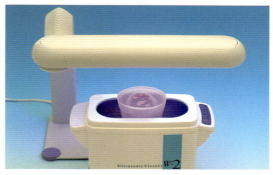

図4　フィジオクリーンプロ　パワーアップライト
（ブラックライト光で二酸化チタンを活性化させる）
（メーカーより写真提供）

（星 憲幸、木本克彦）

文献

1) 木本克彦：光触媒技術の義歯ケアへの応用；日本義歯ケア学会雑誌 4，1-7．2012．
2) 星憲幸，藤原基，木本克彦 他：二酸化チタン光触媒を応用した義歯洗浄剤について―使用効果に関するアンケート調査―；神奈川歯学 41（2），135-140．2006．

section 1-4 デンチャープラークコントロール
機能水（強酸性水）

- 強酸性水による義歯の洗浄は、市販義歯洗浄剤と同等か、それ以上の除菌効果がある。
- 犠牲防食を応用すると、強酸性水による金属の腐食作用を効果的に予防できる。
- 強酸性水に浸漬することで、義歯や粘膜調整材の漂白効果が得られる。
- 強酸性水に浸漬することで、義歯修理時の接着強度の向上が期待できる。

（1）強酸性水とは

　水を科学的に処理し、有用な機能を付与した水を「機能水」と呼び、そのなかで水を電気分解して作るものを「電解機能水」と呼ぶ。水を電気分解すると陽イオンと陰イオンに分かれる。イオン交換膜を隔膜として食塩を加えた水を電気分解すると、陽極側から活性の高い酸素と塩素が発生する。この陽極側に生成されたpH2.2〜2.7の水を**電解酸性機能水**（**強酸性電解水**、**強酸性水**）という（**図1**）。この強酸性水には除菌作用があることが知られており、その効果は電気分解により生成されたHClO（**次亜塩素酸**）やOH（フリーラジカル）によるものである。殺菌力の主体であるHClOは分子が小さいうえに帯電していないため、細胞膜を通過できる。細胞内に入って内部のタンパク質を直接変性させて細胞を不活性化あるいは死滅させることで、殺菌作用を発揮する（**図2**）。

　殺菌力の主体であるHClOはpHによって有効塩素中の存在比率が変化するため、その特徴に基づいた種々の生成法と電解機能水が提案されている（**図3**）。

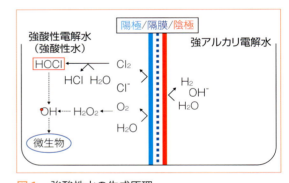

図1　強酸性水の生成原理
水に食塩を加えて電気分解すると陽極側に強酸性水が生成される

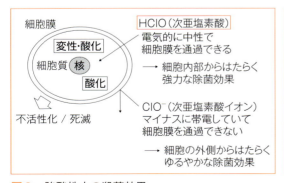

図2　強酸性水の殺菌効果
次亜塩素酸が細胞膜を通過して、内部から細胞を失活・死滅させる

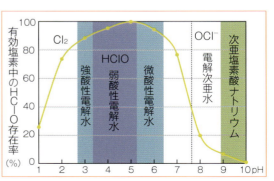

図3　各種電解酸性機能水と次亜塩素酸ナトリウムHClOの存在率

一方、電気分解時の反対側の陰極に生成されるものを**電解アルカリ性機能水（強アルカリ性水）**といい、この水もタンパク除去機能などの効果を有する。

（2）強酸性水による除菌効果

強酸性水は、次亜塩素酸ナトリウムと同等の強い除菌効果をもつが、効果の持続性が短く残留することがないため、生体や環境に優しく臨床に応用しやすい。義歯の洗浄にも使用可能で、各種材料上のカンジダバイオフィルムによる除菌効果を検討した実験では、その効果は市販の義歯洗浄剤と同等かそれ以上であるというデータがある[1,2]。また、床用材料別に結果をみると、強酸性水は義歯床用アクリルレジンおよびシリコーン系粘膜調整材上のカンジダ除去に効果的であった（**図4**）。

強酸性水を義歯洗浄に使う場合、水道水あるいは強アルカリ電解水で洗浄した後、強酸性水に浸漬した状態で超音波洗浄するのが効果的である。また、使用対象は最終義歯だけではなく、義歯製作過程で患者に直接触れる、ろう（蠟）義歯などの技工物の洗浄にも有用である（**図5**）。

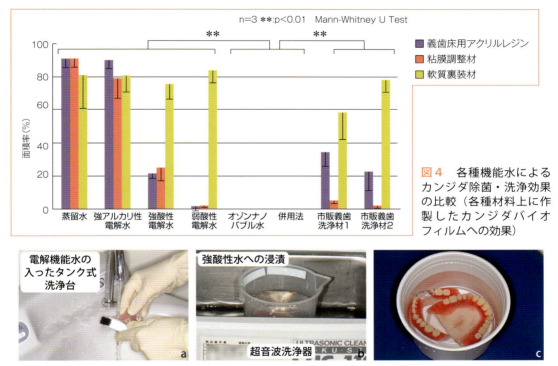

図4　各種機能水によるカンジダ除菌・洗浄効果の比較（各種材料上に作製したカンジダバイオフィルムへの効果）

図5　強酸性水による義歯洗浄の実際。流水あるいは強アルカリ水で洗浄の後（a）、強酸性水に浸漬し超音波洗浄器で洗浄すると効果的に除菌できる（b）。技工物の洗浄（c）にも有効である

（3）強酸性水による金属腐食の問題

殺菌効果の期待できる機能水の多くは金属材料に対する腐食作用があり、その使用には制限があることが多い。歯科では器具や装置に金属を用いることが多く、義歯の場合でも、金属床やクラスプに対する強酸性水の酸化作用による**金属腐食**を考慮しなければならない。その対応策として、柏原らは**犠牲防食**法の応用法を考案した[3]。亜鉛などのイオン化傾向の大きい金属を殺菌する金属材料に接触させておくと、イオン化傾向の大きい金属が犠牲的に腐食して、殺菌したい金属の腐食を抑制できるものである（**図6**）。

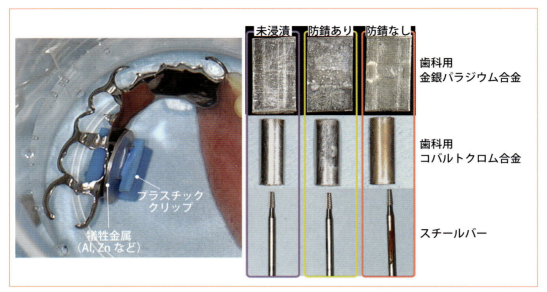

図6 犠牲腐食法を応用することで、強酸性水による金属の腐食を予防できる

（4）強酸性水によるその他の効果

強酸性水は次亜塩素酸の遊離塩素による漂白作用があることが知られている。汚染、着色した**粘膜調整材**を強酸性水に浸漬すると、除菌作用に加えて漂白効果も期待できる。

口臭の原因物質の1つとされるメチルメルカプタンは、補綴装置の修理の際に接着性の低下やレジンの操作時間の延長を招き、臨床上の問題となる。また、レジン切削時などに発生するメチルメルカプタン由来の悪臭が作業環境の悪化を招くことがある。長期間使用した義歯の修理前に強酸性水に浸漬しておくと、切削に伴う悪臭を和らげるばかりでなく、操作時間の短縮や修理した補綴装置の機械的強度の向上も期待できる[2]（**図7**）。

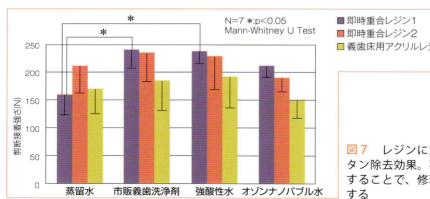

図7 レジンに対するメチルメルカプタン除去効果。事前に強酸性水に浸漬することで、修理後の接着強度が向上する

（渡邉 恵、南 憲一、市川哲雄）

文献

1) 柏原稔也，米山武義 他：In Vitroカンジダバイオフィルムに対する電解次亜水の効果；老年歯科医学 28，277-283．2013．
2) 柏原稔也：機能水の補綴歯科領域への応用；四国歯誌 26、1-13．2013．
3) Kashiwabara T, Goto T, et al. A new method to prevent the corrosion of dental metals, during disinfection using functional water: Sacrificial protection. J Proshodont Res ; 54: 147-149.2010.

section 2 　義歯洗浄剤

ここがPOINT
- 健康に有害な義歯上の微生物を取り除くには、ブラシなどの機械的清掃だけでは不十分で、**義歯洗浄剤の使用が不可欠**である。
- 使い方として重要なのは、微生物が義歯上で増殖しデンチャープラークとして成熟しないように、**毎日、効果的な義歯洗浄剤を使用する**ことである。
- 義歯洗浄剤を溶解する水の温度は60℃以下（安全には40℃）とし、義歯を長時間（一晩）浸漬する。

1 義歯洗浄剤の使用目的

義歯洗浄剤を使う目的は、義歯に付着して歯や口腔、さらには全身に害を及ぼす源となる微生物を除去することである（**図1**）。

義歯も清掃を怠れば、歯に付着する歯垢（プラーク）と同じように、微生物の集合体であるデンチャープラークが付着する。デンチャープラークは、ブラシなどで完全に取り除けるものではなく、外からの刺激（薬剤抵抗性）に強いバイオフィルムとして捉えられている。デンチャープラークを除去するには、「微生物の殺菌または除菌」と「バイオフィルムの破壊」という両方の観点が必要である[1]。

主目的：デンチャープラークの除去
1. 義歯に付着した微生物の除去（除菌、殺菌）
2. 有機物（タンパク成分）、無機物（歯石）など付着物の除去
3. 食物や飲み物（コーヒー、お茶等）による着色の除去
4. 義歯のにおいの消臭

図1　義歯洗浄剤の使用目的

2 義歯洗浄剤の使用者

義歯洗浄剤の使用は、義歯使用者自身や介護者が行うセルフケアと歯科医療従事者等が行うプロフェッショナルケアに分けられる。しかし、義歯の清掃自体は、ほとんどがセルフケアで行われており、セルフケアにおける義歯洗浄剤の使用は、効能に加え、安全性と簡便さに視点が向けられる。一方、プロフェッショナルケアは効能に重点が置かれる。

3 セルフケアによる義歯洗浄剤

（1）義歯洗浄剤はどのように使用されるべきか

① 義歯洗浄剤使用の必要性

かかりつけ歯科等からの指導によって義歯洗浄剤が選択されている場合もあるが、義歯使用者自身の選択によって市販の義歯洗浄剤が使用されている場合が多いのが現状であろう。市販の義歯洗浄剤としては、現在、過酸化物と**酵素**を有効成分とする発泡タイプの義歯洗浄剤がかなり普

及している。

　デンチャープラークは薬剤などの外的刺激に抵抗性が強いバイオフィルムであることから、この除去にはブラシなどによる機械的清掃がまず大事であるといわれてきたが、微生物をより良く除去するためには、義歯洗浄剤の使用は必須である。著者らの最近の研究[2]では、ブラシあるいは超音波による機械的清掃のみでは義歯に付着した微生物をほとんど除去することができないが、市販のポピュラーな過酸化物と酵素を成分とする義歯洗浄剤を用いる方法（義歯洗浄剤のみ、義歯洗浄剤とブラシあるいは超音波洗浄器の併用）によって義歯に付着している生きた微生物の多くを除去することができることがわかっている（**図2**）。さらに、微生物を種属別でみると、義歯に数多く検出される *Streptococcus* 属や *Neisseria* 属には義歯洗浄剤の使用が効果的であったが、*Candida* 属には義歯洗浄剤のみあるいは義歯洗浄剤と義歯ブラシの併用による殺菌・除菌の効果は少なく、義歯を義歯洗浄剤に浸漬した状態で超音波洗浄した場合に効果が認められている（**図3**）。

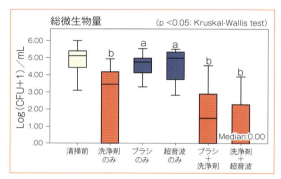

図2　清掃前と各種方法による清掃後に残存した微生物量（文献2を基に作成）
※箱ヒゲの上部の英小文字が異なるものは有意差あり（$p < 0.01$：Multiple comparison test）

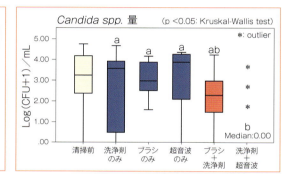

図3　清掃前と各種方法による清掃後に残存したカンジダ量（文献2を基に作成）
※箱ヒゲの上部の英小文字が異なるものは有意差あり（$p < 0.01$：Multiple comparison test）

② 義歯洗浄剤の使用頻度

　これまで著者らが外来および施設での高齢義歯装着者において調べた研究では、義歯に付着する微生物量は、毎日の義歯洗浄剤の使用頻度が高い集団のほうが少ない結果[3]（**図4**）であり、施設入所者の清掃方法と義歯に付着しているカンジダ量を義歯用ブラシの使用や義歯洗浄剤の種類や使用方法などの各清掃方法との関連を調べた結果[4]（**表1**）では、義歯洗浄剤の使用頻度が最も影響することが明らかになっている。つまり、義歯洗浄剤は毎日使用したほうが効果的であるといえる。ほかに、毎日の義歯洗浄剤の使用によりレジン片上のプラークが減少する報告[5]や毎日の義歯洗浄剤の使用をやめると義歯にすぐにプラークが付着する報告[6]がある。

　さらに、義歯からプラークを除去するためには、義歯に付いたプラークを成熟させないことが重要であり、このためには毎日の義歯洗浄剤の使用が必要であることを示した研究[7]がある。この研究結果では、義歯洗浄剤の24時間ごとの使用では、レジンへのカンジダの付着はほとんどないが、24時間後、48時間後ともに義歯洗浄剤を用いずブラシのみの清掃を行った場合は、72時間後に義歯洗浄剤を用いてもレジンに付着したカンジダをほとんど除去できなかった。

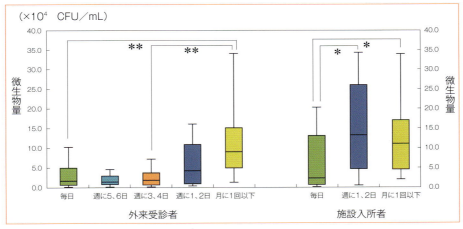

図4　義歯洗浄剤の使用頻度による義歯に付着している微生物量（文献3を基に作成）
（＊＊：p<0.01、＊：p<0.05：Multiple comparison test）

つまり、プラークを成熟させてしまうとその除去は難しく、成熟前に早期に除去することが効果的である。このことは逆に、どんなに効果的な義歯洗浄剤を用いても、その効果は使用頻度に大きく影響され、毎日使用しないと効果がないということであろう。

③ 義歯洗浄剤を溶解する水（お湯）の温度

義歯洗浄剤を溶解する水の温度によって、殺菌または除菌の効果がどのようになるかを調べた研究は多くないが、過酸化物を主成分とする義歯洗浄剤では、その溶解液が65℃で義歯を5分間浸漬した場合に微生物の除去効果が高かったことが報告[8]されている。温度が高いほうが義歯洗浄剤の効果が高いことは以前から指摘されているが、アクリルレジンの劣化を考慮すると、60℃以下の義歯洗浄剤溶液に義歯を浸漬すべきである。

表1　義歯の清掃状況と義歯に付着したカンジダ属菌数との相関（文献4を基に作成）

		相関係数	P値
ブラシ	義歯用ブラシの使用の有無	0.149	0.068
	ブラッシング回数	-0.018	0.839
義歯洗浄剤	使用の有無	0.375	0.000**
	使用頻度	0.527	0.000**
	種類	-0.322	0.001**
	浸漬時間	-0.291	0.004**
年齢		-0.057	0.490
性別		-0.305	0.000**

（＊＊：p<0.01）

④ 洗浄時間

短時間での洗浄が望まれる場合もあるが、就寝時に義歯を装着しないのであれば、その装着しない時間ずっと義歯洗浄剤溶液に浸漬したほうがよい。8時間あるいは就寝時に義歯洗浄剤溶液への浸漬が微生物の除去に効果的であることが、最近になって報告されている[8-10]。

（2）セルフケア用の義歯洗浄剤にはどのようなものがあるか

義歯洗浄剤は、薬機法において分類・指定されておらず、一般的な日用雑貨品として扱われている。製品の販売経路として、薬局やスーパーで購入できる市販品と歯科医院専売品との2種類に分けられ、製品の形態としては、錠剤、粉末、液剤、泡状（ムース）がある（**図5**）。現在は、市販品より歯科医院専売品のほうが成分、形態とも多様となってきている（**表2、表3**）。義歯洗浄

剤の組成は、基本成分と有効成分に大別され、基本成分は、発泡剤、界面活性剤、洗浄助剤、緩衝剤などであるが、有効成分はデンチャープラークや着色物の除去、殺菌・除菌といった義歯洗浄剤の効能を発揮する成分であり、製品により、①過酸化物系、②酵素系、③次亜塩素酸系、④銀系無機抗菌剤、⑤酸、⑥二酸化チタン、⑦生薬が用いられている。

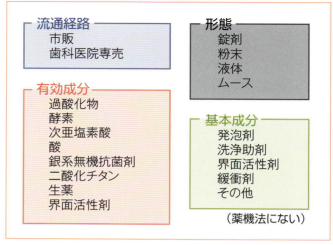

図5 セルフケア用の義歯洗浄剤の概要

表2 市販されているセルフケア用義歯洗浄剤

タイプ	製品名	特徴	形態	販売元
過酸化物＋酵素	酵素入りポリデント	・pHは中性 ・タンパク分解酵素配合	錠剤	GSK
	部分入れ歯用ポリデント	部分入れ歯で弱アルカリ性	錠剤	GSK
	ニオイを除くポリデント	3種のミント（ペパーミント、スペアミント、メントール）配合	錠剤	GSK
	シャインホワイトポリデント	漂白成分（Sodium Percarbonate、FB過炭酸ナトリウム）が増量	錠剤	GSK
	小林製薬のタフデント	除菌活性化成分漂白活性化剤（TAED）配合	錠剤	小林製薬
	小林製薬のパーシャルデント	・タンパク分解酵素 ・消臭成分DEOATAKを配合 ・変色防止成分（防錆剤）配合	錠剤	小林製薬
	香り実感パーシャルデント（地区限定発売）	・2種の香り ・消臭成分DEOATAKを配合 ・変色防止成分（防錆剤）配合	錠剤	小林製薬
	デントクリア	臭い除去	錠剤	紀陽除虫菊
	デントポン	12錠入り	錠剤	紀陽除虫菊
過酸化物	デントパワー	・5か月、10か月用の製品もあり ・ネット販売あり ・漂白作用による除菌・洗浄	粉末	ユニバル
銀系無機抗菌剤	さわやかコレクト　W抗菌	・カテキン、銀イオン配合 ・軟性裏装材対応	錠剤	シオノギヘルスケア
界面活性剤	ポリデント泡のハミガキ	研磨剤無配合	泡	GSK
	パーシャルデント 洗浄フォーム	弱酸性 研磨剤無配合	泡	小林製薬

GSK：グラクソ・スミスクライン・コンシューマー・ヘルスケア・ジャパン株式会社

section 2　義歯洗浄剤

表3　歯科医院専売のセルフケア用義歯洗浄剤

タイプ	製品名	特徴	形態	販売元
過酸化物＋酵素	エラック義歯洗浄剤	・タンパク分解酵素 ・片手で使える一振りボトルタイプ	粉末	ライオン歯科材
	ポリデント FP	部分入れ歯用で弱アルカリ性	錠剤	ジーシー
	クリネ	5種類の酵素、カンジダ除去に優れる。（色素、香料、発泡剤、結合剤を使用せず高濃度）	粉末	バイテック・グローバル・ジャパン
	デントマスター緑茶のパワー息、スッキリ！	・緑茶エキス「テアフラン」配合 ・緑茶カテキン、ツニカーゼ FN	錠剤	モモセ歯科商会
	デントマスターダブルパワー	カンジダ抗菌酵素「ツニカーゼ FN」	錠剤	モモセ歯科商会
過酸化物	入れ歯爽快ステインクリーン	・過炭酸塩（酸素系漂白剤）主成分 ・着色除去能、消臭に特化	粉末	和田精密歯研
	V-Power Clean	・漂白作用による除菌・洗浄 ・主としてポリアミド系バルプラスト義歯専用。弱酸性	粉末	ユニバル
酵素	クリーンソフト	アクリル系軟質裏装材やティッシュコンディショナーを劣化させない（漂白剤無添加）	粉末	亀水化学工業
	ピカ（青）	カンジダ溶解酵素、タンパク分解酵素　※下記のピカ（赤）と同封	錠剤	ロート製薬
次亜塩素酸	ピカ（赤）	・週1回使用で着色除去 ・アルカリ性過酸化物配合	粉末	ロート製薬
	ラバラックムース家庭用	・タンパク、着色除去 ・次亜塩素酸ナトリウム 3％ ・界面活性剤	泡	サンデンタル
銀系無機抗菌剤	スマイルデント	銀イオン、塩化セチルピリジニウムの2種類の抗菌剤配合	錠剤	モリムラ
酸	フィジオクリーン歯石くりん	・有機酸　・歯石除去　・pH2.5 ・無香料　・ティッシュコンディショナーには不適	錠剤	ニッシン
	入れ歯爽快	・歯石除去　・天然成分の有機酸 ・pH 1のため使用注意	粉末	和田精密歯研
	フレッシュアップ	・リン酸、有機酸 ・茶渋、着色の除去	液剤	モリムラ
二酸化チタン＋過酸化物	フィジオクリーンキラリ錠剤	・二酸化チタンの光触媒効果で除菌 ・アクリル系軟質裏装材に適応 ・金属にも安全	錠剤	ニッシン
界面活性剤	ポリデントフレッシュクレンズ	研磨剤無配合	泡	ジーシー
	デントムース	塩化セチルピリジニウムでカンジダ除菌。亜塩素酸ナトリウム	泡	ビーブランド・メディコーデンタル
石鹸	ディアクリン入れ歯洗浄剤	液体石鹸、30％脂肪酸カリウム、穀類エキス抗菌剤	液剤	モルテン
生薬	スパデント	天然成分プロポリスとフラボノイド配合、脱臭・除菌効果	液剤	ニッシン

① 過酸化物（過酸化物＋酵素）

　市販の洗浄剤として、最も広く用いられている成分であり、アルカリ性としての過ホウ酸塩と酸性の過硫酸塩が主に用いられ、これらが水に溶けたときに生じる過酸化水素が分解して活性酸素を発生することにより、殺菌および漂白作用の効果を生じる。製品としては、この過酸化物にプラーク基質の分解を目的にしたタンパク分解酵素を添加した製品が以前より多く販売され、近年は**多くの酵素を含んだ製品が増えてきており**（表2）、殺菌作用やバイオフィルム除去能も比較的高い。しかし、ティッシュコンディショナーやアクリル系軟性樹脂の劣化と銀を多く含む金属の黒化に注意が必要である。

② 酵素

　酵素には、食物残渣やプラーク除去を目的としたタンパク分解酵素やデンプン分解酵素などに加え、抗菌・抗プラーク作用などを有する酵素も用いられており、特にカンジダなどの真菌に対して溶菌作用や抗菌作用のある酵素が配合された製品（ピカ（青）など）がある。過酸化物を含まず酵素を主成分とした

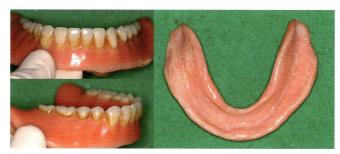

図6　義歯人工歯部と粘膜面の着色
アクリル系軟質裏装材により裏装された義歯に酵素系の義歯洗浄剤を使用

製品は少ないが、一般的に着色除去能は低い（**図6**）。しかし、義歯材料に対する為害性が小さいのが特徴で、ティッシュコンディショナー等の軟性材料を使用している場合に適している製品（クリーンソフト）がある。

③ 次亜塩素酸

　家庭用の漂白剤として用いられている次亜塩素酸ナトリウムであり、バイオフィルム除去能はそれほど高くないが、塩素ガスと活性酸素の発生により、漂白作用と殺菌作用は強力である。アルカリで義歯のレジンや金属に対し漂白や酸化の作用があるが、低濃度であれば、殺菌作用を有したまま漂白による変色やレジンの荒れは少ない[11]。安全のためか、セルフケアの製品としては歯科医院専売（ピカ（赤）、ラバラックムース）のみに限られている。

④ 銀系無機抗菌剤

　銀系無機抗菌剤は銀を高濃度で含み、銀イオンを持続的に放出して、この抗菌性によって微生物を殺菌する。銀系無機抗菌剤を含む義歯洗浄剤は、殺菌、バイオフィルム除去能は高いとされており、**義歯材料のほとんどを痛めない**が、製品としては1、2種と少なく、金属の種類によっては注意が必要である。著者の臨床使用実感としては、着色除去能に難があると感じている。

⑤ 酸

　酸としてはリン酸や有機酸が用いられており、バイオフィルム除去能、歯石様沈着物や着色の除去作用がともに高い。pHが低いことからも製品としては歯科医院専売がほとんどであり、金属を腐食させる懸念もあるため、使用時には歯科医師の指導が必要である。

⑥ 二酸化チタン

　光触媒としての二酸化チタンは、紫外線が当たることで発生する OH ラジカルの酸化力により有機物を破壊する作用があり、細菌も破壊する抗菌作用がある。これを含む製品は、アクリル系軟質材料を痛めないとされている。着色除去能は高いとの報告があるが、著者の臨床使用実感ではそうではない。

⑦ 生薬

　生薬とは、天然の薬効成分のある物質であるが、プロポリスが洗浄剤として用いられている製品がある。殺菌作用は小さいが、材料や生体に対する為害性は最も少なく安全である。

（3）義歯材料に対する配慮

　義歯の装着を行った歯科医師から、**義歯材料**に適した義歯洗浄剤の指導がなされるべきである。義歯に用いられる樹脂は、アクリルレジンやポリカーボネート樹脂（熱可塑性樹脂）であり、ほとんどの義歯洗浄剤が使用可能である。しかし、軟質裏装材においてアクリル系が用いられている場合は、酵素、銀系無機抗菌剤、二酸化チタンを主成分とする義歯洗浄剤が適当である。現在ではシリコーン系軟質裏装が保険診療収載されて多く用いられており、義歯洗浄剤のほとんどが使用できるが、歯科医師からの指導は必要である。

■ 4　プロフェッショナルケアの義歯洗浄剤

　「プロフェッショナルクリーニング」の項でも後述されるが、義歯洗浄におけるプロフェッショナルケアは、デンチャープラークの除去だけでなく着色や歯石の除去を主目的としたクリーニングの観点で行われることが多い。着色は、タンパク質等の有機物が義歯に付着してコーヒーやお茶などの着色成分が沈着した場合が多く、歯石はプラークに唾液中の石灰化成分が沈着して形成されるもので、唾液腺の開口部近くに生じることが多い。プロフェッショナルケアにおいて、着色除去には、次亜塩素酸ナトリウムと界面活性剤を成分としたアルカリ性の洗浄剤、歯石除去にはリン酸と界面活性剤を成分とした酸性の洗浄剤を入れた容器に、義歯を浸漬して 15 分間ほど超音波洗浄する。これらの義歯洗浄剤は、歯科医院専用であるプロフェッショナルユース用製品として近年増加してきている（**表4**）。

　ほかに、専門的な機器や薬剤を使用した方法として、義歯を義歯洗浄剤に浸漬した状態で電子レンジに入れて電磁波を照射（450W にて 2 分間）した研究では、*Candida* 属がほぼ死滅する高い効果が報告 [12] されている。この電子レンジと義歯洗浄剤の併用方法は、義歯に金属材料が用いられている場合には、安全のため、義歯が義歯洗浄剤溶液に完全に浸漬され金属材料に電磁波が直接照射しないことを確認できる者が行うべきである。さらに、過酸化水素を含む洗浄液に LED 照射と超音波を併用した義歯専用洗浄器の開発も報告 [13] されているが、機器の設備コストからはセルフケアでの使用というよりプロフェッショナルケアでの応用と考えられる。また、義歯安定剤は義歯からの除去が難しいが、義歯洗浄剤に酵素（セルラーゼ）を添加することにより義歯安定剤が除去できること報告 [14] されており、使用が増加している義歯安定剤の対応も今後は考慮すべきであろう。

表4　プロフェッショナルケア用義歯洗浄剤（歯科医院専用）

タイプ	製品名	特徴	形態	販売元
次亜塩素酸	ラバラックD	・取り扱い注意 ・着色除去能大、徹底洗浄に適する ・専門的洗浄：超音波洗浄する	液剤	サンデンタル
	ラバラックムース	・取り扱い注意 ・着色除去能大、徹底洗浄に適する ・専門的洗浄：超音波洗浄する	泡	サンデンタル
	デントクリーン	・取り扱い注意 ・着色除去能大、徹底洗浄に適する ・専門的洗浄：超音波洗浄する	液剤	亀水化学工業
	ステリテクト	・取り扱い注意 ・着色除去能大、徹底洗浄に適する ・専門的洗浄：超音波洗浄する	液剤	太平化学産業
	ソニピュア	・取り扱い注意 ・着色除去能大、徹底洗浄に適する ・専門的洗浄：超音波洗浄する	液剤	共和医理科
酸	クイックデンチャークリーナー	・取り扱い注意 ・リン酸系キレート剤で歯石除去能大 ・超音波洗浄器と併用（5〜10分） ・ほとんどの義歯用材料に使用可能	液剤	ジーシー
	ストーンメルト	・リン酸成分で歯石除去能大 ・超音波洗浄器と併用（5〜10分） ・ほとんどの義歯用材料に使用可能	液剤	亀水化学工業
	ストーンメルトジェル	・ブラシと併用の酸ジェル ・訪問診療や介護施設を対象とし超音波洗浄不要	ジェル	亀水化学工業
	フィジオクリーン　プロ　歯石用II	リン酸、界面活性剤、その他	液剤	ニッシン
	デンチャーピュア・プロ	特殊界面活性剤配合	液剤	太平化学産業
	リプロメルト	リン酸、界面活性剤、その他	液剤	ヨシダ
二酸化チタン＋過酸化物	フィジオクリーン　プロ　色素用	着色、有機物の除去。光触媒である二酸化チタンを配合しパワーアップライトと併用した除菌	粉末 液剤	ニッシン

5　まとめ

　義歯洗浄剤として現在は、デンチャープラークや着色等の除去、入手の容易さから酵素入りの過酸化物系の義歯洗浄剤が最も使いやすい。効果の高い洗浄剤の開発は今後も必要ではあるが、労力や経済的な負担が少ない義歯洗浄剤が今後の超高齢社会に望まれる。

（西 恭宏、西村正宏）

文献

1）濱田泰三，二川浩樹 他：義歯の洗浄　デンチャープラーク・フリーの最前線（第1版），73-75．デンタルダイヤモンド．2002.

2）Nishi Y, Seto K, et al: Survival of microorganisms on complete dentures following ultrasonic cleaning combined with immersion in peroxide-based cleanser solution. Gerodontology 31: 202-209, 2014.

3）Nishi Y, Seto K, et al: Examination of denture-cleaning methods based on the quantity of microorganisms adhering to a denture. Gerodontology 29: e259-266, 2012.

4）瀬戸 佳，西 恭宏 他：施設入所者の義歯に付着するカンジダと清掃方法の関連；老年歯科医学 26，142．2011.

5）佐藤 薪，大島朋子 他：義歯床用レジンの洗浄法によるバイオフィルム除去効果と表面粗さの変化；日補綴会誌 5，174-183．2013.

6）de Lucena-Ferreira SC, Ricomini-Filho AP, et al: Influence of daily immersion in denture cleanser on multispecies biofilm Clin Oral Investig 18:2179-2185, 2014.　DOI: 10.1007/s00784-014-1210-9

7）Ramage G, Zalewska A, et al: A comparative in vitro study of two denture cleaning techniques as an effective strategy for inhibiting Candida albicans biofilms on denture surfaces and reducing inflammation. J Prosthodont 21: 516-522, 2012.

8）Glass RT, Conrad RS, et al: Evaluation of cleansing methods for previously worn prostheses. Compend Contin Educ Dent 32: 68-73, 2011.

9）Duyck J, Vandamme K, et al: Overnight storage of removable dentures in alkaline peroxide-based tablets affects biofilm mass and composition. J Dentist 41:1281-1289, 2013.

10）Duyck J, Vandamme K, et al: Impact of Denture Cleaning Method and Overnight Storage Condition on Denture Biofilm Mass and Composition: A Cross-Over Randomized Clinical Trial PLoS One 11: e0145837, 2016. DOI: 10.1371/journal.pone.0145837

11）de Sousa Porta SR, de Lucena-Ferreira SC, et al: Evaluation of sodium hypochlorite as a denture cleanser: a clinical study Gerodontology 32: 260-266, 2015.

12）Senna PM, Sotto-Maior BS, et al: Adding denture cleanser to microwave disinfection regimen to reduce the irradiation time and the exposure of dentures to high temperatures. Gerodontology 30: 26-31, 2013.

13）Kanno T, Nakamura K, et al: Novel denture-cleaning system based on hydroxyl radical disinfection. Int J Prosthodont 25: 376-380, 2012.

14）Harada-Hada K, Mimura S, et al: Accelerating effects of cellulase in the removal of denture adhesives from acrylic denture bases. J Prosthodont Res 61: 185-192, 2017.

section 3 口腔保湿剤

ここが POINT
- 超高齢社会において、口腔乾燥症患者は今後ますます増加することが予想される。
- 口腔乾燥症患者に対症療法的に用いられる口腔保湿剤は、患者自らが購入し使用するため、以下に述べる製品の特徴を理解したうえで、適用する場面や患者の状態にあったものを選択するよう患者や家族、介護者への適切な指導が必要である。

1 口腔保湿剤とは

口腔乾燥症は、シェーグレン症候群や糖尿病などの全身疾患、放射線治療、服薬、加齢などが原因で生じ、口腔内の乾燥感、舌痛感、カンジダ症、会話、咀嚼、嚥下の困難、味覚障害、口臭などが引き起こされる[1]。口腔乾燥症は、その原因の診断と原因療法が優先されるが、それが困難な場合は、対症療法として**口腔保湿剤**(Oral moisturizer 以下、保湿剤)が用いられる[2]。

表1a 各種のリキッドタイプ保湿剤

製品名	成分	分類	販売元
コンクール マウスリンス	水、湿潤剤(プロピレングリコール、ホエイタンパク)、保湿剤(ソルビトール、ラクトフェリン)、甘味剤(キシリトール)、増粘剤(グリセリン)	口腔化粧品	ウエルテック
オーラルプラスうるおいマウスウォッシュ	基剤(水)、湿潤剤(グリセリン)、甘味剤(キシリトール)、保湿剤(トレハロース、ヒアルロン酸Na) など	洗口液	アサヒグループ食品
バイオティーン マウスウォッシュ	水、グリセリン、キシリトール、ソルビトール、PG、ポロキサマー407、安息香酸Na、ヒドロキシエチルセルロース、メチルパラベン、プロピルパラベン、香料、リン酸Na、リン酸2Na	洗口液	GSK
バトラー マウスコンディショナー	基剤(水)、保湿剤(グリコシルトレハロース、加水分解水添デンプン)、湿潤剤(グリセリン、BG)、pH調整剤など	洗口液	サンスター

GSK:グラクソ・スミスクライン・コンシューマー・ヘルスケア・ジャパン株式会社

表1b 各種のスプレータイプ保湿剤

製品名	成分	分類	販売元
アクアバランス 薬用マウススプレー	l-メントール、グリセリン、PG、POE(60)硬化ヒマシ油、納豆菌ガム、キシリトール、pH調整剤、香料、塩化セチルピリジニウム	医薬部外品	ライオン歯科材
オーラルピース マウススプレー&ウォッシュ	保湿剤(グリセリン)、水、清掃補助剤(乳酸球菌培養エキス、ウメ果実エキス)、香味剤(ナツミカン花水、ハッカ油、スペアミント油)	口腔化粧品	トライフ
ニューオーラルモイスチュアライザーアイスプレー	水、ステビア葉/茎エキス、チャ葉エキス、ラクトフェリン、スクロース、アルギニン、ヒアルロン酸Na、グレープフルーツ種子エキス、アロエベラ液汁-1、BG、グリセリン、グリチルリチン酸2K など	口腔化粧品	菱化デンタル
ストッパーズ フォー	水、グリセリン、キシリトール、リゾチーム、ヒドロキシエチルセルロース、ラクトフェリン、グルコースオキシダーゼ、香料	口腔化粧品	サンデンタル
オーラルウェットスプレー	溶剤(水)、矯味剤(キシリトール)、保存剤(安息香酸Na、ソルビン酸K)、湿潤剤(ヒアルロン酸)、pH調整剤(リン酸Na)	洗口液	ヨシダ

section 3 口腔保湿剤

保湿剤は薬機法上では、配合が認められた有効成分を含む医薬部外品とそれらを含まない口腔化粧品に分類される。洗口液や歯みがきの名称で販売されているものや、食品衛生法上の基準を満たし食品や清涼飲料水の名称で販売されているものもある。**表1**に日本で販売されている保湿剤の例を示す。これらは日常のセルフケア用品として位置づけられており、スーパー、ドラッグストア、インターネットなどで購入できる。歯科医療従事者は、患者の症状や保湿剤の特徴を十分に理解したうえで、製品選択や使用についてアドバイスすべきである。

表1c　各種のジェルタイプ保湿剤

製品名	成分	分類	販売元
リフレケアH ※現在はリフレケアと名称変更した後継品が販売されている	溶剤（水、エタノール）、湿潤剤（グリセリン、プロピレングリコール、ヒアルロン酸Na）、甘味剤（キシリトール）、可溶剤（ポリオキシエチレン硬化ヒマシ油）、粘結剤（ポリアクリル酸Na）、有効成分（ヒノキチオール）など	医薬部外品	イーエヌ大塚
ウェットキーピングジェル	水、グリセリン、ベタイン、キシリトール、ヒドロキシエチルセルロース、ラクトフェリンなど	口腔化粧品	オーラルケア
うるおーらジェル	水、グリセリン、キシリトール、ソルビトール、PG、ヒドロキシエチルセルロース、乳酸Na、ヒアルロン酸、梅果実エキスなど	口腔化粧品	ビーブランド・メディコーデンタル
お口を洗うジェル	溶剤（水）、湿潤剤（グリセリン）、粘結剤（ヒドロキシエチルセルロース、ポリアクリル酸Na）、保存剤（安息香酸Na、セチルピリジニウムクロリド）、湿潤剤（ヒアルロン酸Na）など	口腔化粧品	日本歯科薬品
オーラルアクア ジェル	湿潤剤（ジグリセリン）、水、粘結剤（カルボキシメチルセルロースNa、カラギーナン）、pH調整剤（クエン酸Na）、香味剤、防腐剤（パラベン）	口腔化粧品	ジーシー
オーラルピース クリーン＆モイスチュア	保湿剤（グリセリン）、水、清掃助剤（乳酸球菌培養エキス、ウメ果実エキス）、香味剤（セイヨウハッカ油、ダマスクバラ花油）、増粘剤（カエサルピニアスピノサガム）	口腔化粧品	トライフ
ニューオーラルモイスチュアライザーアイジェル	水、グリセリン、ローカストビーンガム、スクロース、カルメロースNa、安息香酸Na、グリチルリチン酸2K、トレハロース、キシリトール、ステビア葉/茎エキス、エリスリトールなど	口腔化粧品	菱化デンタル
テルモ オーラルジェル	水、ソルビトール、グリセリン、カラギーナン、キサンタンガム、キシリトール、乾燥卵黄、マルチトール、クエン酸Naなど	口腔化粧品	テルモ
デンチャージェル	マルチトール、水、グリセリン、PG、グルコシルトレハロース、セルロースガム、キシリトールなど	口腔化粧品	亀水化学工業
バイオティーンオーラルバランスジェル	湿潤剤（グリセリン、ソルビトール）、溶剤（水）、甘味剤（キシリトール）、粘度調整剤（カルボマー、ヒドロキシエチルセルロース）など	口腔化粧品	GSK
マウスモイスト	水、グリセリン、セルロースガム、ヒアルロン酸Na、ベタイン、ラクトフェリン、セチルピリジニウムクロリド、キシリトール、クエン酸など	口腔化粧品	オオサキメディカル
コンクール マウスジェル	水、甘味剤（マルチトール、キシリトール）、保湿剤（ソルビトール、アロエベラ液汁末、ラクトフェリン）、湿潤剤（グリセリン、PG）、湿潤剤（ホエイタンパク）など	口腔化粧品	ウエルテック
スマイルハニーはちみつジェル	蜂蜜、甘味料（キシリトール、スクラロース）、レモン果汁、茶抽出液、プロポリスエキス、クエン酸、増粘剤（キサンタンガム）など	蜂蜜加工食品	日本ゼトック

GSK：グラクソ・スミスクライン・コンシューマー・ヘルスケア・ジャパン株式会社

2 保湿剤の種類と構成

保湿剤は、洗口液状のリキッドタイプ保湿剤（以下、リキッドタイプ）、これと同様のものを噴霧して使用するスプレータイプ保湿剤（以下、スプレータイプ）、ゼリー状のジェルタイプ保湿剤（以下、ジェルタイプ）に大別される（**図1**）。

リキッドタイプはボトル状の大きな容器に入っているものが多い。カップに適量を取り、口腔内に含み、舌で口全体になじませるよういきわたらせた後に吐き出す。大きさや重さの点から携帯には不向きであり、外出時などは小型の容器に入れて使用することもひとつの手段であろう。

スプレータイプは直接口腔内に噴霧でき、リキッドタイプより小型なため携帯性に優れている。これら2種の保湿剤は、水分が多く、粘膜への加湿効果に優れているが、ジェルタイプと比較して持続効果が短い。

ジェルタイプは、チューブに内容され、手指で舌や口腔粘膜に塗布して使用する。リキッドタイプやジェルタイプと比べ、グリセリンの含有量が多いため口腔内への停留が期待でき、粘膜の蒸散防止効果が高い。

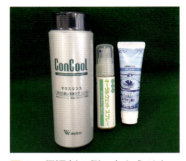

図1 保湿剤の例　左からリキッドタイプ（コンクールマウスリンス）、スプレータイプ（オーラルウエットスプレー）、ジェルタイプ（オーラルアクアジェル）

保湿剤は、水などの溶剤のほかに湿潤剤、保湿剤、甘味剤、可溶剤、粘結剤、増粘剤、pH調整剤、香料、保存料、防腐剤、有効成分などで構成されている。保湿成分としては、ラクトフェリン、ポリグルタミン酸、ヒアルロン酸、ベタイン、オーバルゲンCa、ハチミツなど、湿潤剤としては、ホエイタンパク、グリセリンなど、抗菌成分としては、塩化セチルピリジニウム、プロポリスエキスなどが配合されている。このうち、牛乳由来のラクトフェリンやホエイタンパク、卵由来のオーバルゲンCa、防腐剤として用いられるパラベンなどが含まれている製品は、これらにアレルギーの既往がある患者は使用を控えたほうがよい。

3 保湿剤の選択

保湿剤はさまざまな状況で使用されるため、画一的な選択をするより以下に示す製品の特徴や患者の状態などを考慮して、使用する場面に合った製品選択を行うのがよい。

（1）理工学的特徴

保湿剤の口腔粘膜への塗布のしやすさや水分保持能は、粘度や蒸散性と関係する。ジェルタイプ7種とリキッドタイプ6種の4℃から60℃における粘度の変化を経時的に測定した研究では、すべての保湿剤で粘度は温度の上昇につれて低下したが、その様相は製品によって大きく異なり[3]、保湿剤の塗布のしやすさは、製品により異なるだけでなく、温度の影響も受けることが示された。

一方、保湿剤の温風乾燥に対する水分量と重量の変化を測定した研究結果では、ジェルタイプはリキッドタイプと比べ高い残存率値を示し、重度の乾燥状態の患者にジェルタイプを適用する場合は口腔内に残留物が生じる可能性が示された[4]。

リキッドタイプ7種とジェルタイプ10種の計測開始から8時間の重量の変化率と粘度の変化率を測定した研究では、ジェルタイプのみに両者の間に有意な負の相関が認められた[5]。ジェルタイプは乾燥による重量減少に伴い粘度が増加するため、長時間の保湿を行う場合は、**図2**右の矢印に示されるような重量変化の少ない製品（①オーラルアクアジェル、②コンクールマウスジェル）の選択が有効である（**図2**）。

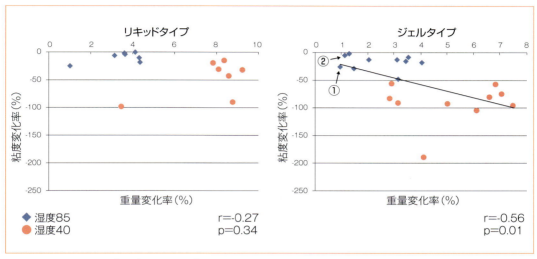

図2　リキッドタイプとジェルタイプにおける粘度変化率と重量変化率の関係

（2）細菌学的特徴

　口腔乾燥を有する義歯装着者からはブドウ球菌やカンジダ菌が高頻度で検出され、その量は口腔乾燥の程度と相関する[6]。保湿剤の黄色ブドウ球菌に対する抗菌性は多く認められるが[7]、抗真菌性をもつ製品はわずか数種類にしか認められない[8]。また、抗真菌性を有するリキッドタイプとジェルタイプを混合するとその効果は増加する（**図3**）[8]。口腔乾燥に関連した口腔カンジダ症は慢性的に経過するため[9]、耐性菌出現の観点からも抗真菌剤の長期使用に替わるものとして今後の研究が期待される。

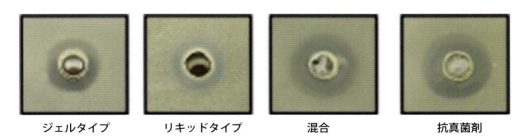

図3　*Candida. albicans* に対する発育阻止円
　ジェルタイプはリフレケアH、リキッドタイプはコンクールマウスリンスを用いた。両者の混合は *C. albicans* に対し抗真菌剤（アムホテリシンB）と同程度の発育阻止円を示す

（3）対象患者の状態

セルフケアが可能な患者では、リキッドタイプの使用で手軽に乾燥感が除去できる。水分に富んだスプレータイプやリキッドタイプにより粘膜へ加湿を行った後に、ジェルタイプで蒸散防止を行うことも効果的である[10]。食間や睡眠前など一定間隔で用いるとよい[10]。

義歯装着患者では、唾液分泌の減少によって義歯の維持力が低下する[1]。粘度の高いジェルタイプの維持力は義歯安定剤と同程度であり[11]、義歯粘膜面に塗布すると効果的である。また、ジェルタイプは義歯安定剤と比べ除去しやすく、義歯床粘膜面や粘膜への残留物が少ない[12]。

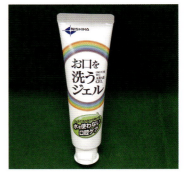

図4　口腔ケア専用のジェルタイプ（お口を洗うジェル）

要介護高齢者では、むせや嚥下障害を生じている場合も多く、口腔ケアにリキッドタイプを用いることは誤嚥の危険性があり避けるほうがよい[13]。開口状態による重度の口腔乾燥状態の患者では、口腔内に痂皮や乾燥した保湿剤が認められることも多い[13]。口腔内の汚れを軟化させ除去しやすいなど、口腔ケアに適した特性を有する口腔ケア専用のジェルタイプも販売されている（**図4**）。

（4）嗜好性

保湿剤は長期間使用するためにも患者の嗜好性にあった製品選択が重要である。成人男女各20名に対してジェルタイプ10種のVisual Analog Scale（VAS）による嗜好性を調査した結果、男女ともに味と総合点の間に最も強い相関関係が認められ、保湿剤の選択上、味が重要な要素であることが示された[14]。一方で、味、潤い感、塗りやすさ、総合点など多くの評価項目において男女間でVAS値に有意差が認められた。ジェルタイプのなかには、同じ製品でも香料を変えることで数種類の風味となるよう調整された製品も販売されており、嗜好性の違いに対応した選択も可能である（**図5**）。

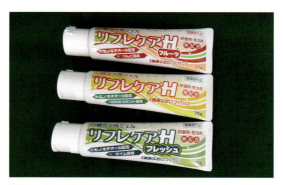

図5　3種類のフレーバーを揃えているジェルタイプ（リフレケアH。上からりんご風味、はちみつミント風味、ライム風味）

（村上　格、西村正宏）

文献

1) Diaz-Arnold AM, Marek CA: The impact of saliva on patients: a literature review. J Prosthet Dent 88: 337-343. 2002.

2) 一般社団法人 日本老年歯科医学会 編：老年歯科医学用語辞典（第2版），94．医歯薬出版．2016.

3) 大倉恵美，石井仁美 他：市販口腔保湿材の物性評価．歯理工誌31，258-265．2012.

4) 黒木まどか，堀部晴美 他：口腔保湿剤の水分保持能力 温風乾燥時の残存水分量率と残存重量率；老年歯学 26, 438-443．2012.

5) Murakami M, Nishi Y, et al: Impact of types of moisturizer and humidity on the residual weight and viscosity of liquid and gel oral moisturizers. J Prosthodont 25: 570–575. 2016.

6) Murakami M, Nishi Y, et al: Dry mouth and denture plaque microflora in complete denture and palatal obturator prosthesis wearers. Gerodontology 32: 188–194. 2015.

7) Güneri P, Alpöz E, et al: In vitro antimicrobialeffects of commercially available mouth-wetting agents. SpecCare Dentist 31: 123-128. 2011.

8) Murakami M, Fujishima K, et al: Impact of type and duration of application of commercially available oral moisturizers on their antifungal effects. J Prosthodont 27, 52-56. 2018.

9) Dias AP, Samaranayake LP, et al: Miconazole lacquer in the treatment of denture stomatitis: clinical and microbiologicalfindings in Chinese patients. Clin Oral Investig 1: 47-52. 1997.

10) 安細敏弘，柿木保明 編著：今日からはじめる！口腔乾燥症の臨床 この主訴にこのアプローチ（第1版），86-90．医歯薬出版．2008.

11) Yamagaki K, Kitagawa N, et al: The relation between the physical properties of oral moisturizer and denture retention force. Jpn J Gerodont 26: 402-411. 2012.

12) 村田比呂司，山田真緒 他：どう付き合う？義歯安定剤；Quintessence 36，42-59．2017.

13) 斎藤一郎 監：ドライマウスの臨床（第1版），164-173．医歯薬出版．2007.

14) 元山彩良，村上 格 他：口腔保湿剤の嗜好性と性差の関係；日補綴会誌（特別号 平成28年9月），39．2016.

section 4 義歯安定剤

ここがPOINT
- 義歯安定剤とは、維持・安定の不良な義歯の機能改善を目的として患者自身によって用いられる市販材料。
- 流動性が高いクリームタイプや粉末タイプの義歯安定剤（義歯粘着剤）は適用症例であれば使用を勧めてもよいが、粘度の高いクッションタイプの義歯安定剤（ホームリライナー）は現段階ではあまり推奨できない。
- 義歯安定剤のみに頼ることにより不適合義歯に対する適切な処置が放置されないようにする。そのためには定期的に歯科医院に来院してもらうことが必要である。

1 義歯安定剤とは

義歯安定剤は維持・安定の不良な義歯の機能改善を目的として患者自身によって用いられる市販材料である[1]。現在、種々の製品があり、ドラッグストアなどで患者が自由に購入することができる。本剤は義歯床を床下粘膜に固定する方法により、**義歯粘着剤**（denture adhesive）と**ホームリライナー**（home-reliner）に分類される（**図1**）[1,2]。

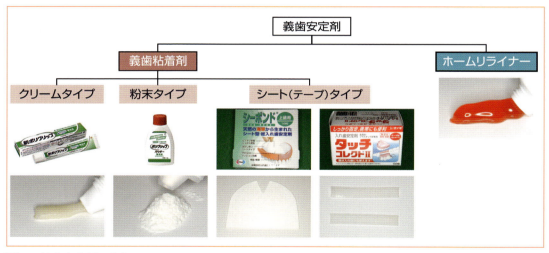

図1 義歯安定剤の分類

2 義歯安定剤の現在の見解

義歯安定剤の使用に関しては賛否両論分かれ、かつては術者の治療技術の未熟さゆえ患者が本剤を使用するとの見解が大多数を占めていた。しかし、義歯安定剤は適切な症例に正しく使用すれば、義歯管理や補綴歯科治療に有効であるとの報告が多数なされるようになった。とくに義歯安定剤を日本でも再考するきっかけとなった重要な報告に"Professional attitudes toward denture adhesives: A Delphi Technique survey of academic prosthodontists"という論文がある[3]。これは米国の全部床義歯教育に携わる17大学の補綴歯科専門医から義歯粘着剤についてのコンセンサスを得ることを目的とし、Delphi Techniqueにより行われた。なお本論文では対象としているのは、義歯安定剤のうち義歯粘着剤でホームリライナーは対象としていない。本調査より義歯粘着剤は義歯の適合性を向上させ、患者に心理的安心感を与える、解剖学的形態が不十分である顎堤をもつ患者の義歯の維持・安定に有効である、また診療室においては、ろう（蠟）義歯試適や咬合採得時の咬合床の維持・安定などに有用である、口腔癌や白板症には無関係であるなど、本剤に対して肯定的見解が示された。一方、義歯の調整やリラインの必要性など歯科医師に対して根本的な義歯の問題を隠し、患者に対してはこれら必要な処置を行ってもらうための歯科医院への来院を妨げる、という見解もあった。また管理が不十分な場合、清掃不良による義歯性口内炎やカンジダ症、顎堤の吸収の進行に影響を与える可能性があることも指摘している（**図2**）。本論文では義歯安定剤のうち義歯粘着剤は補綴臨床に有用な補助的材料であると結論付けている。また本剤の誤用を防ぎ、効果的に使用するためには、患者、歯科医師、学生への教育が重要であるとも述べている。またアメリカの歯科医師会雑誌（The Journal of the American Dental Association）に2011年、"Evidence-based guidelines for the care and maintenance of complete dentures: A publication of

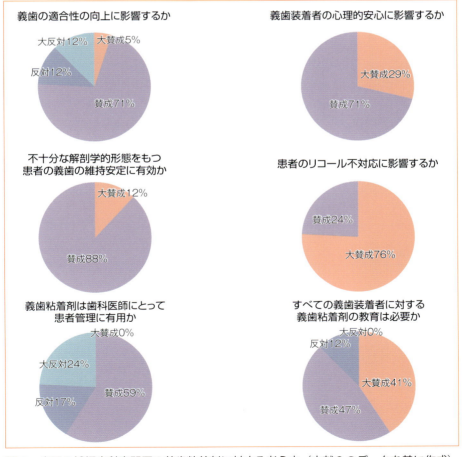

図2 米国の補綴歯科専門医の義歯粘着剤に対する考え方（文献3のデータを基に作成）

the American College of Prosthodontists" という論文[4]が発表された。この論文でも義歯安定剤（義歯粘着剤）が義歯の維持・安定性向上の観点から有用であることや、使用法、使用上の注意点などが述べられている。

　日本では、現時点での見解であるが、日本補綴歯科学会は次のように述べている[1]。「義歯安定剤は、大別してホームリライナーと義歯粘着剤とに分類できる。ホームリライナーは維持力の向上は認められても、むしろ為害作用が大きい場合のほうが多く、推奨できない。義歯粘着剤に関しては、一定の条件下での使用であれば容認できる。その条件とは、歯科医師の管理下で実施すべきであり、義歯の新規製作を前提とした、現有義歯の修理（粘膜調整、床裏装、改床など）時における短期間の使用に限るべきである。」と提示している。

3　義歯安定剤の種類、作用機序および性質

　前述したように、義歯安定剤には義歯粘着剤とホームリライナーがある。さらに義歯粘着剤は剤型により、**クリームタイプ**、**粉末タイプ**および**シート（テープ）タイプ**の3種類に分けることができる。ホームリライナーは**クッションタイプ**のみである（図1）。作用機序の概念はそれぞれ異なっている。

　クリームタイプや粉末タイプの義歯粘着剤は、義歯床粘膜面と床下粘膜の間で唾液を吸収して粘着性を発揮させることにより、義歯の維持・安定を向上させるものである（**粘着作用**）。基本的な成分はどちらも水膨潤性の水溶性高分子化合物（カルボキシメチルセルロースナトリウムやメトキシエチレン無水マレイン酸共重合体など）を主剤としている。クリームタイプはこの水溶性高分子化合物に軟膏基材（白色ワセリンや流動パラフィンなど）が混合されたものである。シート（テープ）タイプもクリームタイプや粉末タイプと基本的には同じ水溶性高分子化合物をやや硬めのシートや紙、不織布に含浸させている。クリームタイプと粉末タイプは流動性が高く、義歯床に薄く均一に広がるため、咬合高径の変化や咬合のずれが生じにくい性質を有している。義歯床との粘着性は製品を選ぶ際には重要な因子となるが、クリームタイプでは粘度が高い製品ほど、義歯床との接着力は強い傾向にある（図3）[5]。また同じ材料でも義歯と粘膜に介在する義歯安定剤の厚さが薄

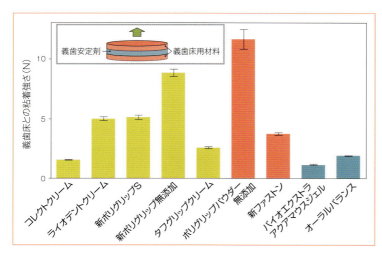

図3　義歯安定剤（義歯粘着剤）および口腔湿潤剤の義歯床に対する粘着強さ（文献5を基に一部改変）
直径20mmの義歯床用レジン間に各材料を填入し、5mm/分で引張を行い、剝離時の最大荷重を測定した（床用レジン間の間隙〈材料の厚さ〉：0.5mm）。粉末タイプの粉液比は0.25

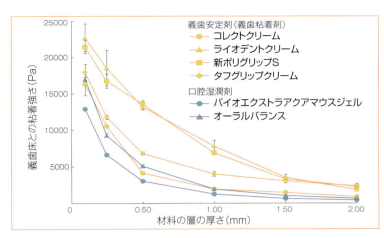

図4 義歯安定剤（義歯粘着剤）および口腔湿潤剤の義歯床に対する粘着強さと層の厚さとの関係（文献5のデータを基に作成）（実験方法は図3と同一）

いほど、義歯床との粘着強さは高くなる傾向である。そのため患者に使い方を指導する際、本剤の層を薄くさせるため、義歯床には必要最小量を塗布し、義歯をしっかり咬合するよう指示することが必要である（**図4**）[5]。

一方、クッションタイプであるホームリライナーは、義歯床粘膜面と床下粘膜間の間隙を埋めて固定させるものである（**密着作用**）。本剤は酢酸ビニル樹脂を主成分とし、エチルアルコールが含有されている。含有されるエチルアルコールは使用中、比較的早い時期に口腔内に溶出するため、次第に硬くなる傾向がある。さらに本剤は粘度が高いため、義歯床に均質に広がりにくく、義歯床と床下粘膜間の不適合や不適切な咬合関係を引き起こす可能性がある。また使用後、本剤を義歯床から取り除きにくい製品も存在する（**図5**）。そのため現時点では、ホームリライナー（クッションタイプ）はあまり推奨できないとされている[1]。

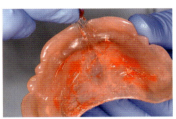

図5 義歯床からのホームリライナー（クッションタイプ）の除去。製品によっては義歯床から除去しにくい製品もある

4 義歯安定剤の効果

義歯安定剤の臨床的有効性について、近年種々の研究成果が報告されている。そのなかで英国ロンドンの Guy's Hospital で行われた興味深い研究[6]を紹介する。この研究は全部床義歯装着者に栄養学的アドバイスを行うと同時に義歯安定剤を使用してもらい、食生活にどういう効果があるかを検討したものである。被験者には栄養学的アドバイスとしてリーフレットによる簡単な食

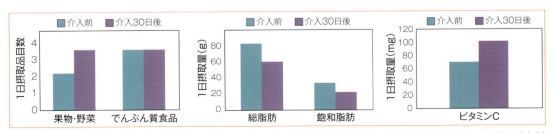

図6 クリームタイプ義歯安定剤使用とリーフレットを用いた食事指導による食生活改善への効果（文献6のデータを基に作成）

事指導を行い、クリームタイプ義歯安定剤（Poligrip®）を30日間使用してもらった。その結果、30日後では果物、野菜の一日摂取量が、平均 2.2 品目から 3.6 品目に増加し、総脂肪、飽和脂肪については、摂取量がそれぞれ 23.2 g、11.3g 減少し、ビタミン C は 34.4mg 増加した（図6）。

また義歯安定剤の使用により咀嚼可能な食品も増加し、口腔関連 QOL も向上した（図7）。このように義歯安定剤は口腔関連 QOL を向上させ、食生活を改善させる効果があることが示された。

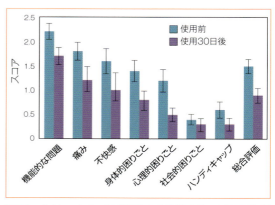

図7 クリームタイプ義歯安定剤使用による口腔関連 QOL 向上への効果（OHIP Edent による評価）（文献6を基に一部改変）

これまでの見解や研究論文より、クリームタイプおよび粉末タイプの義歯安定剤（義歯粘着剤）の適用症例と効果は、以下のように考えられる[7]。

- 新義歯完成までの期間、義歯床下粘膜との適合性や維持力が低下した現有義歯の維持・安定性を向上させる。
- 加齢や服用薬などが原因で唾液の分泌量が減少し、適合が良好な義歯を装着していても、維持・安定が不良となり痛みを生じることがある。患者の唾液の粘度を上昇あるいは不足を補うことにより、義歯の維持・安定性を向上させる。
- 顎堤の形態が不良な症例において、適合が良好な義歯の維持力をさらに向上させることにより咀嚼機能の向上および精神的な安心感を得ることができる。また本剤の層により義歯の動揺による口腔粘膜への刺激を軽減できる。

5 義歯安定剤の使い方と患者指導

上述した義歯安定剤の適用症例に対して、患者に使用方法などを適切に指導したうえで、クリームタイプか粉末タイプの義歯安定剤を勧める。

（1）クリームタイプ義歯安定剤の使い方

まず義歯を水洗いし付着物などを取り除き、水分を拭き取る。全部床義歯の場合、義歯床粘膜面に適当な間隔をあけ、クリームタイプ義歯安定剤を2〜3か所にそれぞれ小豆程度の量を塗布する（塗布量は 3 cm 以内）（図8）。塗布は1日1回とする。ついで水で口腔内をすすぎ、義歯安定剤を塗布した義歯を口腔内に装着する。そのまま1分間咬合してもらう。通常、義歯安定剤が薄く広がる程度の量（小豆3粒程度）で十分で、これよりも多くの量を塗布しないと義歯の維持・安定性が得られない症例は、リラインなどの適用と考えられる。就寝時、義歯を取り外した際、付着した義歯安定剤は流水下で**義歯用ブラシ**を用い取り除く（図9）。粘膜に付着し残留した義歯安定剤はガーゼなどで拭き取る。なお本剤は口腔粘膜への付着性が高いため、多量に塗布すると完全な除去ができなくなり口腔内が不潔になる（図10）。そのため塗布量についてはとくに指導する必要があ

る。次回の診療で印象採得を行う場合は、診療に支障をきたさぬよう当日はなるべく義歯安定剤を使用しないよう指示しておいたほうがいいと思われる。粘膜に付着した義歯安定剤を完全に除去するだけで10〜15分以上かかることもある。

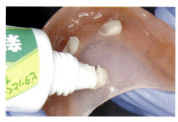 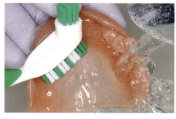 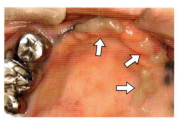

図8　クリームタイプ義歯安定剤の塗布　全部床義歯の場合、義歯床粘膜面に小豆3粒程度（3cm以内）塗布する

図9　義歯用ブラシによる義歯安定剤の除去

図10　顎堤に多量に付着したクリームタイプ義歯安定剤
患者には適切な使用量を指示する必要がある

（2）粉末タイプ義歯安定剤の使い方

　まず義歯を水洗いして付着物などを取り除き、水分がある状態で適量、粉末タイプ義歯安定剤を振り掛ける（図11）。余分に振り掛けた場合は、義歯を軽くたたいて振り落す。ついで本剤を塗布した義歯を口腔内に装着し、しばらく咬合してもらう。粉末タイプは粉末と加えた水の量により粘着性が変化する可能性がある。口腔内および義歯の清掃方法はクリームタイプと同様である。

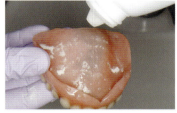

図11　粉末タイプ義歯安定剤の塗布
義歯を水で洗い、水分を付着させた状態で義歯安定剤を振り掛ける

（3）義歯安定剤の使用に際し、とくに患者に指導する内容

　患者には定期的に歯科医院に来院してもらい、義歯の調整やリラインなど不適合義歯に対する適切な処置が放置されないようにしなければならない。義歯安定剤のみに頼ることのないよう患者指導を行うことが重要である。

　今後、義歯安定剤の重要性や需要はますます増してくるものと予測される。誤用による弊害を防ぎ、効果的に患者に使ってもらうためには、歯科医療従事者が患者や場合によってはその介護者などに本剤の正しい使い方を指導する必要がある。

（村田比呂司）

文献

1) 古屋良一，曾田雅啓 他：義歯安定剤（材）に関する現状分析と見解；補綴誌 44，565-569．2000．
2) 濱田泰三，村田比呂司 他：義歯安定剤．デンタルダイヤモンド．2003．
3) Slaughter A, Katz RV, et al: Professional attitudes toward denture adhesives: A Delphi Technique survey of academic prosthodontists. J Prosthet Dent 82: 80-89, 1999.
4) Felton D, Cooper L, et al: Evidence-based guidelines for the care and maintenance of complete dentures: A publication of the American College of Prosthodontists. J Am Dent Assoc 142: 1S-20S, 2011.
5) Kano H, Kurogi T, et al.: Viscosity and adhesion strength of cream-type denture adhesives and mouth moisturizers. Dent Mater J 31: 960-968, 2012.
6) Bartlett DW, Maggio B, et al.: A preliminary investigation into the use of denture adhesives combined with dietary advice to improve diets in complete denture wearers. J Dent 41: 143-147, 2013.
7) 村田比呂司，山田真緒 他：どう付き合う？　義歯安定剤；ザ・クインテッセンス 36（3），42-59, 2017．

section 5 硬質リライン材

> **ここがPOINT**
> - 硬質リライン材は義歯床粘膜面と床下粘膜との適合性を向上させる目的で使用される常温重合型のアクリルレジンである。
> - 重合様式により化学重合型と光重合型の材料がある。
> - 一般的に加熱重合型義歯床用レジンに比べ、たわみやすく耐久性は低い。

1 義歯装着後の生体の変化

義歯を装着後、長期間経過すると人工歯の咬耗、破折、義歯床および人工歯の着色などが生じる。同時に生体側にも変化が生じ、義歯を支持する顎堤は経年的に骨吸収が生じる。とくに糖尿病などの全身性代謝疾患を有している場合、さらに**骨吸収**は助長される。そのため、装着時、維持・安定が良好でも、経年的に義歯床粘膜面と**義歯床下粘膜**との適合性は低下し、義歯の維持・安定性も低下する。その結果、床下粘膜では咀嚼圧が不均等に分布し、粘膜の変形、**褥瘡性潰瘍**などが生じ、

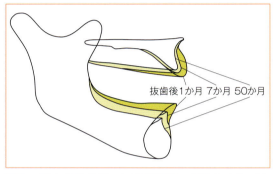

図1　残存歯抜歯後の無歯顎顎堤の経時的変化（文献1を基に一部改変）

抜歯後1か月 7か月 50か月

骨吸収がさらに進行する。図1[1)]に残存歯抜歯後の無歯顎患者の顎堤の経時的変化を示す。一般的に下顎顎堤は上顎に比べ経時的変化が大きく、そのため下顎義歯のほうが上顎義歯に比べ、装着から義歯不適合に至る期間は短いものと考えられる。

2 義歯不適合への対処法

義歯の維持・安定不良や咀嚼時の疼痛を訴え来院した際、あるいは定期検査時、まず義歯床粘膜面と義歯床下粘膜との適合性、咬合関係などを検査する。適合状態の検査にはシリコーンゴムやクリームタイプの**適合試験材**を使用し、また褥瘡性潰瘍が認められる症例では**過圧部診査用ペースト**（過圧部を義歯床粘膜面に転写するためのペースト状の材料）を使用する。適合試験の結果、**ライン**が必要と診断された症例には、通常直接法により硬質リライン材を適用することが多い。

ホワイトシリコーンゴムの適合試験材による適合試験を応用したリラインの判定基準について、細井ら[2)]は以下のように提唱している。

- シリコーン被膜の厚さが30～130μmの範囲で、義歯床粘膜面に均等に分布（義歯床粘膜面面積の70％以上）していれば、適合良好と判断され、咀嚼圧は義歯床下粘膜に均等に分布している。

・30μm以下の薄い部分（義歯床の色が透き通って見える、あるいは床が露出している部分）が存在する場合、同部には過度の圧が加わっておりリリーフを行ったあと、場合によってはリラインを行う必要がある。

・130μm以上の厚い部分（義歯床の色が透けて見えない部分）が多い症例（**図2**）では、不適合と診断され、リラインの適用となる。

硬質リライン材は通常、顎堤や床下粘膜に異常がなく単に義歯床粘膜面と床下粘膜との適合性を向上させる目的で適用される。また適合性などが良好な義歯を装着しても、咀嚼時疼痛が生じる症例では、軟質リライン材が適用されることもある。

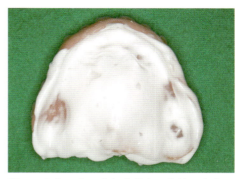

図2 患者は上顎全部床義歯の維持・安定不良を主訴に来院。ホワイトシリコーン（フィットチェッカー〈ジーシー〉）を用いた適合試験を行った。広い範囲にわたり適合試験材の厚い部分が存在するため不適合と診断し、リラインを行うこととした

3 硬質リライン材の種類と物性

硬質リライン材はチェアサイドで行う**直接法**で応用するのが一般的で、材質は**常温重合型**のアクリルレジンである。重合様式により**化学重合型**と**光重合型**の製品がある。ペーストタイプの光重合型の製品も存在するが、日本では化学重合型および光重合型ともに、粉と液から構成される製品がほとんどである。

硬質リライン材は一般的に加熱重合型の義歯床用レジンに比べたわみやすく、吸水量も高い。硬質リライン材間の物性を比較した研究[3]によれば、ペーストタイプの光重合型の材料は、粉液タイプの化学重合型や光重合型に比べ弾性率が高い傾向であることが報告されている（**図3**）。

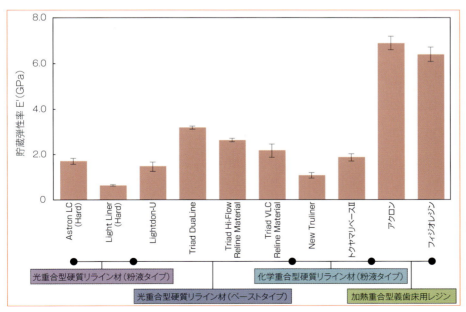

図3 硬質リライン材の弾性率（37℃、1Hzにおける貯蔵弾性率）（文献3を基に一部改変）

4 リラインの術式

不適合義歯の床下粘膜は変形している可能性があるため、数日間**ティッシュコンディショナー**による**粘膜調整**を行ったあとリラインを行うことが望ましい。粘膜調整後、下記の手順でリラインを行う。

①新鮮面を出すため義歯床粘膜面をカーバイドバーなどで削除する。
②専用の**接着材（プライマー）**を義歯床粘膜面に薄く均一に塗布し（**図4a**）、エアーで乾燥する。
③粉と液を混和カップに入れ混和し（**図4b**）、この混和物を義歯床粘膜面に盛る（**図4c**）。
④義歯を口腔内に挿入し、咬頭嵌合位で咬合させ、筋圧形成を行う。
⑤材料が完全に硬化する前（ゴム状になったとき）に、一度義歯を口腔外に取り出す。これは鉤歯や顎堤のアンダーカットに材料が入ったまま硬化したため、義歯を口腔から取り出すことができないというトラブルを防ぐためである。アンダーカットに入った余剰のリライン材をエバンスやハサミなどである程度除去し、再度、口腔内に挿入し、硬化を待つ。
⑥硬化後、義歯を口腔から取り出し、通法に従い、形態修正および研磨を行う（**図4d**）。
⑦咬合調整などを行い、義歯を口腔内に装着する。

硬質リライン材による処置は、日常臨床では比較的多い処置である。リラインした義歯を長期にわたり機能させるためには、接着材の塗布、メーカー指示の粉液比の厳守、硬化挙動の把握など、各ステップを的確に行うことが重要である。

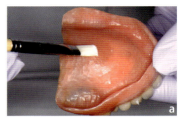
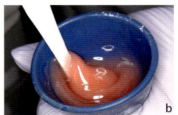
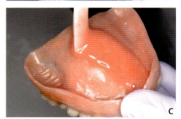
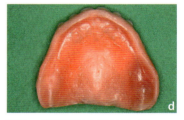

図4 直接法によるリライン
患者は図2の症例である。本症例にはトクヤマリベースⅡ（トクヤマデンタル）を使用した。a: 接着材（プライマー）を塗布する、b: 粉と液を気泡が混入しないように混和する、c: 義歯床粘膜面に混和したリライン材を盛る、d: 硬質リライン材でリラインした義歯

（村田比呂司）

文献

1) Atwood DA: Reduction of residual ridges: a major oral disease entity. J Prosthet Dent 26: 266-279, 1971.
2) 細井紀雄，森戸光彦 他 編：義歯機能の回復　リライニング＆リペアー，17-21．医歯薬出版．1997．
3) Murata H, Seo RS, et al.: Dynamic mechanical properties of hard, direct denture reline resins. J Prosthet Dent 98: 319-326, 2007.

section 6 ティッシュコンディショナー

> **ここがPOINT**
> ・ティッシュコンディショナーの目的は、主として粘膜調整、ダイナミック印象、暫間リラインである。
> ・本材は粘弾性的性質を有している。
> ・経時的に劣化するため、長期にわたる使用は避け定期的に交換する必要がある。

1 ティッシュコンディショナーの目的

不適合義歯や咬合が不調和である義歯が原因で、義歯床下粘膜には歪、変形、褥瘡性潰瘍などが生じる。新義歯製作時の精密印象あるいはリラインの前には、これらの病変を回復させておく必要がある。**ティッシュコンディショナー**は、もともとこの**粘膜調整（ティッシュコンディショニング）**を目的とした材料である。さらに本材は粘膜調整のみならず、**ダイナミック印象**、即時義歯や不適合義歯の**暫間リライン**などにも応用される[1,2]。

2 ティッシュコンディショナーの組成と物性

ティッシュコンディショナーは**粘弾性的性質**を有しており、粘膜調整やダイナミック印象中、義歯床下粘膜の変形回復や機能圧により流動し、ある程度塑性変形する必要がある。そのため一般的には軟質リライン材のように架橋構造にはなっていない。

本材は粉末と液より構成される。粉末は主としてポリエチルメタクリレートが使用されている。液は一般的には**可塑剤**と**エチルアルコール**の混合物である。エチルアルコールは本材のゲル化時間

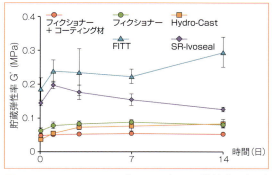

図1 ティッシュコンディショナーの弾性率の経時的変化（文献3より引用、一部改変）
蒸留水中に浸漬保管し、弾性率を測定。液に含まれるエチルアルコール含有量はそれぞれ、フィクショナー：0%、FITT：19.6%、Hydro-Cast：12.4%、SR-Ivoseal：48.1%である。

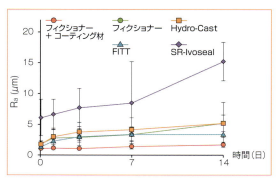

図2 ティッシュコンディショナーから得られる石膏の表面性状（文献3より引用、一部改変）
蒸留水中に浸漬保管したティッシュコンディショナーに超硬質石膏（Die Stone）を注入し、中心線平均粗さ（Ra）を測定

調整のため通常、数%〜20%程度含有されている。可塑剤としてはブチルフタリルブチルグリコレートやジブチルフタレートなどの芳香族エステルおよびセバシン酸ジブチルなどの脂肪族系が使用されている。なお粉末の主成分がブチル系ポリマーで、液にアルコールが含有されていないノンアルコールタイプのティッシュコンディショナーも開発されている[3]。

　ティッシュコンディショナーは初期においては柔軟な物性を有しているが、含有されるエチルアルコールの溶出や吸水により初期の粘弾性的性質が失われていく（**図1**）[3]。また同時にダイナミック印象として重要な因子である表面性状も経時的に粗くなる（**図2**）[3]。そのため長期にわたる使用は避け、定期的に交換する必要がある。なお本材の劣化を防止するため、コーティング材がセットされている製品もある（**図3**）。

3 ティッシュコンディショナーの正しい使い方

　ティッシュコンディショナーは通常直接法で使用し、さらに非常に柔らかく粘着性もあるので、いくぶん取り扱いにくい材料である。以下に使い方のポイントを示す。

- ティッシュコンディショナーによる治療効果は材料自体の粘弾性的性質にも依存するが、適切な厚さのリライン層を確保する必要がある。理想的には1〜2mmの層が望ましい。そのためには粉と液を混和後、混和物の粘度がある程度増し、垂れなくなった時点で義歯に盛る。その際、患者にあまり強く咬合しないよう指示する（**図3**）。

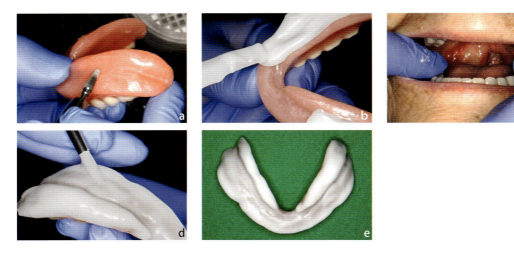

図3　ティッシュコンディショナーの使い方
本症例では、ジーシー ティッシュコンディショナー（ジーシー）を使用した。
a：義歯床粘膜面をカーバイドバーなどで一層削除する　b：粉末と液を混和後、ペーストの粘度がある程度増し、垂れなくなった時点で義歯床に盛り、口腔内に挿入する　c：治療効果を発揮させるためには1〜2mmくらいの厚さを確保する必要があり、あまり強く咬合させないようにする。軽く咬合させた後、種々の機能運動を行わせる　d：硬化後、トリミングなどを行い、付属のコート材（コーティング材）を塗布する。成分の溶出や吸水を抑制すると同時に、表面を滑沢にする　e：ティッシュコンディショナーをリラインした義歯

section 6 ティッシュコンディショナー

・上下顎全部床義歯に本材を適用する際、まず上顎から行う。このとき本材による義歯の前方変位を防ぐため、前歯部唇側の床内面の削除も忘れないように行う。また咬合高径の変化を防ぐためには、できるだけリラインするティッシュコンディショナーの厚さ分ほど義歯床粘膜面を削除し、本材を盛る。

・ティッシュコンディショナーは他の床用材料に比べ汚れやすく、*Candida* を含むデンチャープラークの付着によって義歯性口内炎などを引き起こすことがある。長期間の使用を避け、定期的に交換する必要がある。また本材は義歯用ブラシなどによる機械的清掃が困難であるため、主として義歯洗浄剤による化学的洗浄が応用される。本材には銀系無機抗菌剤配合の義歯洗浄剤や酵素系義歯洗浄剤が適している[4]。

比較的長期に使用される軟質リライン材とは材質、物性、耐久性が異なっており、ティッシュコンディショナーの長期にわたる使用は避けなければならない。ティッシュコンディショナーは義歯補綴臨床に有用な材料で、正しく使用すれば高い臨床的効果を得ることができる。

（村田比呂司）

文献

1）Harrison A : Temporary soft lining materials. Br Dent J 151: 419-422, 1981.
2）濱田泰三 編著：ティッシュコンディショナー．デンタルダイヤモンド．2007.
3）Murata H, Narasaki Y, et al.: An alcohol-free tissue conditioner – A laboratory evaluation. J Dent 34: 307-315, 2006.
4）濱田泰三，二川浩樹 他： 義歯の洗浄　デンチャープラーク・フリーの最前線．デンタルダイヤモンド．2002.

section 7 軟質リライン材

> **ここがPOINT**
> ・軟質リライン義歯とは、義歯のリラインに多く用いられている硬質材料と比較して軟らかく、弾性の性質を有するシリコーン系と粘弾性の性質を有するアクリル系、いずれかの材料を義歯床粘膜面に一層（約2mm）裏装した義歯である。
> ・軟質リライン義歯の適応症は高度顎堤吸収、義歯床下粘膜の菲薄が顕著な症例で、義歯床粘膜面に硬質材料を用いた場合、咀嚼能率の向上や患者満足度の改善を望めない難易度の高い症例である。症例難易度の診査用紙として（公社）日本補綴歯科学会の「無歯顎の評価用紙」などがある。

1 軟質リライン義歯の定義と分類

　長期にわたり装着された義歯が、顎堤吸収や粘膜の菲薄化などが原因で、義歯床粘膜面が不適合となり、維持、支持および安定要素に問題が生じ、咀嚼等に障害が生じていると判断された場合、義歯床粘膜面の一層を新しい軟質義歯床用材料と置き換え、適合が改善された義歯が軟質リライン義歯である[1]。

　軟質リラインはダイナミック印象などを行った後に、義歯を預かり技工室で間接的にリラインを行う方法（**間接リライン法**）と、口腔内で直接行う方法（**直接リライン法**）とがある。間接法および直接法はそれぞれ長所と短所を有し、特に、アクリル系義歯床用材料とシリコーン系軟質リライン材の接着にあたり、重合時の唾液への曝露は予後に大きな負の要因となる。したがって、リライン法の選択にあたり患者の診療時間や全身状態などの背景を十分に考慮して選択する。なお、平成28年度より保険収載された下顎軟質リライン全部床義歯の適用は間接法に限定されている。

2 軟質リライン材の分類と種類

　軟質リライン材には、**アクリル系軟質リライン材**および**シリコーン系軟質リライン材**がある。重合型は常温重合型と加熱重合型に加え、アクリル系軟質リライン材には光重合型の材料がある。間接リラインには、アクリル系およびシリコーン系軟質リライン材のいずれかが選択され、フラスク填入後の重合型に加熱重合型または常温重合型のいずれかを選択する。直接リラインは、同様にアクリル系およびシリコーン系軟質リライン材のいずれかを選択されるが、その重合型は主に常温重合型であり、モノマーに過敏な場合に光重合型が選択されることがある（**図1**）。

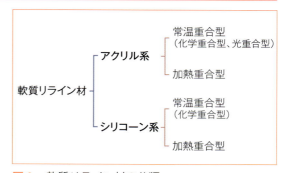

図1　軟質リライン材の分類

3 軟質リラインの適用条件

　リラインの適応症は、①義歯床粘膜面と顎堤粘膜の不適合であり、②咬合関係および下顎位が正しいこと、が前提となっている[1]。したがって、リラインを実施する前に顎堤粘膜を中心とした口腔内診察、適合検査および咬合検査を確実に行い、その良否を客観的に把握しておくことが重要である。検査の結果、義歯不適合を認めるが、顎堤粘膜に潰瘍等がなく、咬合関係が正しく、義歯床の強度が十分あり、義歯床の厚さが適切である場合、すぐに軟質リラインの実施が可能である。一方、顎堤粘膜に潰瘍等が存在する場合は義歯床粘膜面の調整（**図2**）、咬合関係の不正がある場合は**咬合調整**または**咬合再構成**（**図3**）、**義歯床の強度**が不足、または義歯床の長さが不足している場合は常温重合レジンで修正（**図4**）、床縁の長さおよび厚さが過剰の場合、バーにより削除し形態修正を行った後、リラインを実施しなければならない。

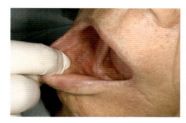
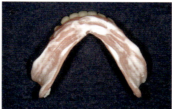

図2　顎堤粘膜に潰瘍等が存在する場合の粘膜調整

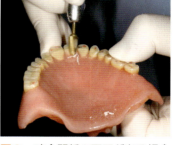

図3　咬合関係の不正がある場合の咬合調整

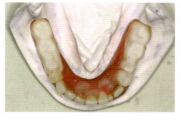
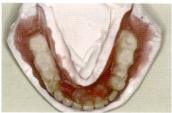

図4　義歯床の長さが不足している場合の常温重合レジンによる修正

4 旧義歯を使用した軟質リライン法

　長期にわたり装着している義歯が対象となる。実施前に適合検査および咬合検査を行い、必要に応じて義歯の前処置を行い準備が整ったら間接法、直接法ともに、義歯床粘膜面の新鮮面をカーバイドバーなどで一層削除してレジンの新鮮面を露出させる（**図5**）。このとき、軟質リライン材の重合後の厚みが下顎の粘膜厚さ（2mm程度）となるように調整する。また、義歯床縁は、軟質リライン材の厚みが確保され、コルベン状形態で研磨面と移行させるために、義歯床辺縁にショルダー形態を付与する（**図5**）。メーカー

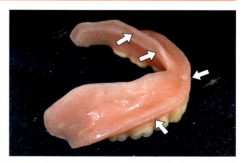

図5　義歯床粘膜面の新鮮面をカーバイドバーで削除してレジンの新鮮面を露出させる。義歯床辺縁にショルダー形態を付与

指定のプライマーを説明書の指示に従い、義歯床粘膜面と床縁に塗布し、以下に示す方法で間接または直接リラインを行う。

（1）間接リライン法

　間接法にはリライニングジグ法とフラスク埋没法がある。いずれの場合も義歯をトレーとし、ダイナミック印象または精密印象採得を行い、チェックバイトを採得した後、前者は義歯を預かり、リライニングジグを用いて技工室で技工作業を行い、同日に完成させる方法である（図6）。後者は義歯を預かり、技工室または技工所へ移送し、フラスク埋没を行い、重合する方法で、数日間義歯を預かる方法である（図7）。

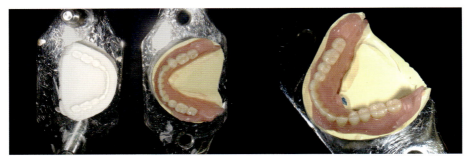

図6　リライニングジグ法

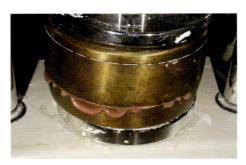

図7　フラスク埋没法

（2）直接リライン法

　義歯床粘膜面を一層削除してレジンの新鮮面を露出させ、軟質リライン材の厚みが2 mm確保できるように調整した後、プライマーを塗布し義歯床粘膜面に常温重合軟質リライン材を盛り（図8）、口腔内に挿入し、筋の機能運動を誘導しリラインを終了させる。

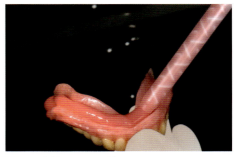

図8　直接リライン法

5 新義歯に軟質リライン材を適用する製作法

ダイナミック印象を用いた義歯の製作法に基づき以下の手順で製作を行う。
①印象用義歯のアルジネート印象採得（**図9**）
②咬合採得（**図10**）・下顎運動記録
③ろう（蠟）義歯の試適
④印象用義歯完成・装着・ダイナミック印象（**図11**）
⑤義歯の預かり・軟質リライン材の重合
⑥軟質リライン義歯の装着・調整（**図12**）

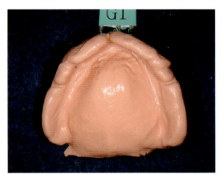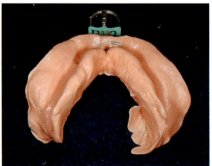

図9　印象用義歯のアルジネート印象採得

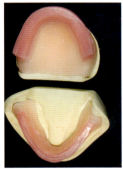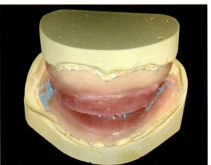

図10　咬合採得

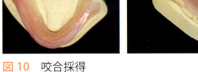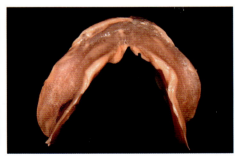

図11　ダイナミック印象　　図12　軟質リライン義歯の装着・調整

6 軟質リラインの臨床効果

（1）装着後の褥瘡数[2]（図13）

新義歯装着後の最初の調整は、翌日に行うことを原則としている。これは、義歯によって引き起こされる問題が最も顕著に現れるためである。起こる問題は主として義歯による痛み、**潰瘍**形成、咀嚼の困難、違和感などが挙げられる。このなかで、痛みがなく、ある程度食事ができれば、患者の満足度も高まり、それ以降の使用や、調整に有用に働くと考えられる。Kimotoらは、上下全部床義歯装着後

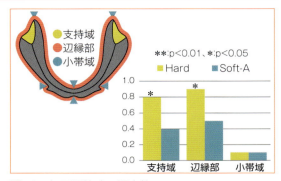

図13 初回調整時の褥瘡数

の最初の調整時に発現する潰瘍数について、下顎全部床義歯の義歯床粘膜面に硬質義歯床用レジン（以下、Hard）を使用した群と、アクリル系軟質リライン材（以下、Soft-A）を使用した群とで比較した。その結果、Soft-Aを使用した群では機能圧支持域および義歯床縁部において潰瘍の出現数がHard群と比較して半減していることを報告している。

（2）患者満足度[3,4]（図14）

Kimotoらは同じく、Soft-AおよびHardでリラインした義歯装着後最初の調整時の**患者満足度**を100mm Visual analogue scale（100mmVAS）で患者に回答してもらい比較した。その結果満足度と関連5項目すべてにおいて、Soft-A群はHard群と比較して有意に高い満足度が得られた。

（3）咀嚼能率[5-7]（図15）

Soft-Aとシリコーン系軟質リライン材（以下、Soft-S）との相違についてKimotoらは**咀嚼能率**に着目し、検討を加えている。その結果、Hard群と比較してSoft-S群では有意に高い咀嚼能率が得られた。一方、Soft-A群とHard群の間には有意な差を認めなかった。

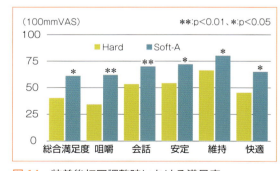

図14 装着後初回調整時における満足度

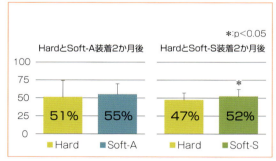

図15 咀嚼能率の比較（篩分法：%）

（4）義歯床下粘膜への衝撃伝達時間[8]（図16）

Soft-A、Soft-SおよびHardの間で、機能圧が義歯床下粘膜に伝わる時間について山本らはin-vitroの検討を行なっている。一般に義歯床下粘膜へ機能圧が加わる時間が遅延すれば、より義歯装着患者は咀嚼に要する時間が延長し、臨床的には咀嚼の延長は咀嚼の最終相、すなわち上下人工

歯による噛み締め時間の延長につながるのではないかと考えらえる。

3種の材料のなかで、Soft-S（シリコーン）はHardと比較して約40%の時間延長を認めた。これはシリコーン系の軟質リライン義歯の最大圧力到達時間および圧力伝導速度の遅延によるもので、臨床的には咀嚼能率の改善につながる可能性を示唆している。

（5）義歯床下粘膜への圧力[8]（図17）

山本らは衝撃に対する義歯床下粘膜への圧力も検討している。臨床的には、義歯床下に加わる衝撃緩和能力を示す。それによると、Soft-Sは同じ衝撃を加えた場合、他の2種の材料と比較して義歯床下粘膜へ加わる圧力が約16%減少していたと報告している。これはシリコーン系軟質リライン義歯の弾性性質と緩圧効果に依存するところが大きいと考えられる。

以上をまとめると、臨床的に軟質リライン義歯は硬質レジンで製作された義歯と比較して高い満足度を調整直後から認め、褥瘡の出現も有意に減少している。またシリコーン系軟質リライン材はアクリル系軟質リライン義歯と比較して、義歯床下粘膜に加わる衝撃が少なく、その最大圧力到達時間および圧力伝導速度は他の材料と比較して遅延を認め、その結果咀嚼能率が高まることが推察されている。

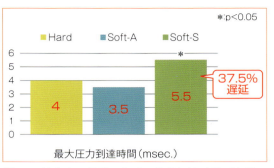

図16　義歯床下粘膜における衝撃伝達時間（文献8を基に作成）

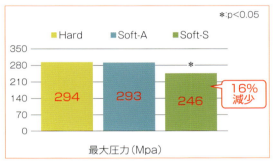

図17　義歯床下疑似粘膜における圧力動態（文献8を基に作成）

（河相安彦、木本 統）

文献

1) 日本補綴歯科学会 編：リラインとリベースのガイドライン；日補綴歯会誌51，2007.
2) Kimoto S, Kimoto K, et al: Clinical effects of acrylic resilient denture liners applied to mandibular complete dentures on the alveolar ridge. Journal of Oral Rehabilitation : 34: 862-869, 2007.
3) Kimoto S, Kimoto K, et al: Effects of Resilient Denture Liner in Mandibular Complete Denture on the Satisfaction Ratings of Patients at the First Appointment following Denture Delivery. J Jpn Prosthodont Soc : 52: 160-166, 2008.
4) Kimoto S, Kimoto K, et al: Effect of an Acrylic Resin-based Resilient Liner Applied to Mandibular Complete Dentures on Satisfaction Ratings Among Edentulous Patients. The International Journal of Prosthodontics : 27 : 561-566, 2014.
5) Murata H, Taguchi N, et al: Dynamic viscoelasticity of soft liners and masticatory function. J Dent Res. 81: 123-128, 2002.
6) Kimoto S, Yamamoto S, et al: Randomized controlled trial to investigate how acrylic-based resilient liner affects on masticatory ability of complete denture wearers. Journal of Oral Rehabilitation : 37: 553-559, 2010.
7) Kimoto S, Kimoto K, et al: Randomized controlled trial investigating the effect of an acrylic-based resilient liner on perceived chewing ability in edentulous patients wearing mandibular complete dentures. Int J Prosthodont. 23:110-116, 2010.
8) 山本史朗，木本 統 他： 軟質リライン材の違いによる床下疑似粘膜下の圧力動態の変化に関する研究. 日本補綴歯科学会誌1(3)，277-283．2009.

section 8 義歯の修理

　日常臨床において義歯床の破折、人工歯の脱離、支台歯・人工歯・クラスプの破損、支台歯や残存歯の抜歯などにより義歯修理が必要となる場面にしばしば遭遇する。これは義歯の劣化ばかりでなく、生体における顎堤の吸収変化や咬合の変化、残存歯の動揺などにより、義歯床の不適合や人工歯の咬耗・摩耗などが起きるからである。トラブルが生じた場合にはただちに修理できることが必要である。修理には応急処置として行う場合と、使い慣れた義歯をさらに長期的に使用する目的で行う場合がある。これらを考慮して、チェアサイドで行う直接法とラボサイドで行う間接法、直接法と間接法を併用する方法が選択される[1]。

1 レジン床義歯の破折修理

　義歯の破折の原因として、使用中に破折した場合と落として破折した場合が挙げられる。前者と後者では破折の様相が異なる。落として破折した場合は口腔外で破折面を接合して修理することが可能であるが、使用中に破折した場合は応力の集中により義歯床にねじれやひずみが生じているため、口腔内で咬合させた状態で接合する必要がある。

（1）上顎全部床義歯の破折修理と補強線の埋入（使用中に破折）

　上顎全部床義歯が使用中に正中から破折したため、義歯を常温重合レジン〈ユニファストⅢ®〉を用いて咬合圧下で仮固定する。口腔外に取り出して低膨張の石膏を注入して作業用模型を製作する（**図1**）。破折線に沿って幅3mm、約45°の角度で削除して被着面の拡大を行う（**図2**）。さらに再度の破折を防ぐ目的で補強線を埋入するために、左右側第二小臼歯間の顎堤に沿って床を削除する（**図3**）。補強線はCo-Cr合金製のリンガルバー用線を用いて屈曲する[2]。接着処理として補強線には**アルミナサンドブラスト**と**金属接着性プライマー**（アロイプライマー®）の塗布、レジン被着面には**レジン接着用プライマー**を塗布乾燥した後、常温重合レジンを筆積みして完成する[3]（**図4、図5**）。

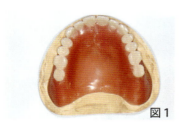
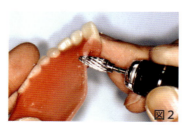
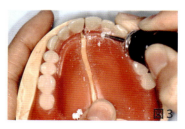
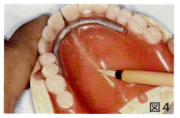
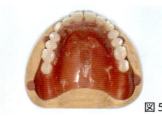

図1　仮固定し作業用模型を製作
図2　破折線に沿い新鮮面を形成
図3　補強線埋入部位の削除
図4　補強線を埋入し、常温重合レジンを筆積みして修理
図5　研磨、完成

（2）上顎全部床義歯の破折修理と補強線の埋入（落として破折）

　上顎レジン床の全部床義歯を誤って落としてしまい破折した。臼歯部は金属歯であり、3|から後縁に向かって破折している（**図6**）。破折面を合わせると完全に復元して安定しており、三次元的にも狂いがないため口腔外で瞬間接着材を用いて仮着する（**図7**）。義歯床粘膜面のアンダーカット部をワックスでブロックアウトし、ワセリンを塗布、石膏を注入して作業用模型を製作する（**図8**）。破折防止のため前項と同様に補強線を屈曲して、アルミナサンドブラスト処理と金属接着性プライマーを塗布し、埋入する（**図9**）。被着面にレジン接着用プライマーを塗布し、常温重合レジンを筆積みして仕上げる。3|人工歯破折面には歯冠色の常温重合レジンを築盛して義歯床を温湯に浸漬して重合を促進させて研磨し完成する（**図10**）。

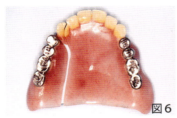
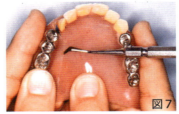
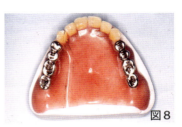
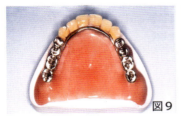
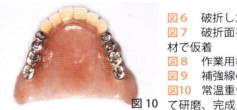

図6　破折した全部床義歯
図7　破折面を接合して瞬間接着材で仮着
図8　作業用模型の製作
図9　補強線の埋入
図10　常温重合レジンを筆積みして研磨、完成

2　クラスプの追加修理

　追加修理のために模型上で製作したクラスプが模型上と口腔内で同一の位置になるように義歯と一体化することが必要である。クラスプの種類および形状によっては、模型上で寸法精度のよい<u>パターン用レジン</u>によるコアを製作しておき、コアをガイドに口腔内でクラスプと義歯を一体化する。

（1）キャストクラスプの追加修理

　|7 に設置されていたクラスプが脱離したため新たにキャストクラスプを製作する。鉤脚部に義歯床との接着を強固にするためにあらかじめ常温重合レジンを薄く築盛しておく（**図11**）。これを口腔内に取り付け、レジン床の鉤脚部埋入部位を削除して十分スペースを設けておき、常温重合レジンを盛って口腔内で咬合させて硬化させる（**図12**）。支台歯のアンダーカットに入ったレジンが硬化しないうちに取り出して余剰部を削除し、研磨、完成する（**図13**）。

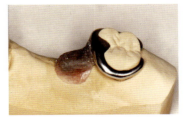

図11　キャストクラスプの脚部にレジンを築盛

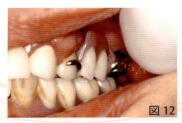 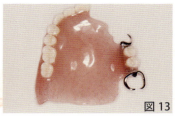

図12 咬合圧下で固定
図13 キャストクラスプを取り付けた上顎レジン床義歯

（2）ワイヤークラスプの追加修理

 4̲ のクラスプが破折したため新たにワイヤークラスプを製作することになった。義歯の咬合面は金属歯で 4̲ の咬合面も金属で被覆されている。鉤脚部を埋め込むための溝を削り、義歯を装着した状態で印象採得を行う。形成した溝はストッピングで埋めておく。作業用模型を製作し、設計指示に従いワイヤークラスプを屈曲する（図14）。次回来院時に、埋め込んだストッピングを除去して屈曲したクラスプを模型上で製作した位置と同一の位置になるように製作しておいたパターン用レジン製のコアを介して口腔内に試適する。あらかじめ鉤脚部にはアルミナサンドブラスト処理と金属接着性プライマーの塗布を行う。鉤脚部を埋め込む部分にはレジン接着用プライマーを塗布して常温重合レジンを筆積みで築盛して義歯と一体化する（図15）。レジンの硬化後、口腔内から取り出してパターン用レジン製のコアを外す。余剰レジンの削除、形態修正および研磨を行う。口腔内に装着して適合状態、咬合状態をチェックして修理を完了する[4,5]（図16）。

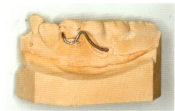 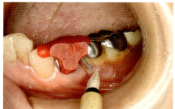

図14 ワイヤークラスプの屈曲　図15 常温重合レジンを盛り、義歯と一体化　図16 口腔内に装着

3 クラスプに適合させるクラウンの製作

通常のクラスプ製作法とは逆の、使用中の義歯のクラスプに適合させるクラウンの製作は一般的には困難である。支台歯の印象採得を行い、作業用模型製作とパターン用レジンを用いて支台歯のレジンキャップを製作する。レジンキャップを支台歯に試適した状態で義歯を装着し、クラスプとレジンキャップの空隙を印象する。すなわちクラスプ内面の形態も作業用模型として再現して支台歯とクラスプに同時に適合したクラウンを製作する。

部分床義歯の支台歯である 5̲ のクラウンが脱離したため、クラスプに合わせてクラウンを製作することになった。支台歯の築造体と装着された部分床義歯との位置関係を示す（図17）。通法に従い、支台歯と支台歯周囲の印象採得を行い作業用模型を製作する。パターン用レジンを築盛して支台歯に適合するレジンキャップを作り、表面にシリコーン印象材用の接着材を塗布して口腔内の支台歯に適合させる。次に義歯を装着した状態でレジンキャップとの間に印象材を注入して、クラ

スプ内面の印象採得を行い模型を製作する（**図 18**）。クラスプ内面の形態を模型として再現するために印記された印象面に常温重合レジンを筆積みして、クラスプ内面の形態を再現したレジン製のコアを製作する。レジン製コアは自家製の可動式コア定位装置の回転軸と連結して機能する。支台歯と可動式コアの間隙にクラウンのワックスアップを行う。鋳造、研磨を行い口腔内に装着する（**図 19**）。その上から部分床義歯を装着するとクラスプに適合したクラウンが装着されたことがわかる[6]（**図 20**）。

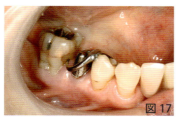
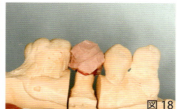
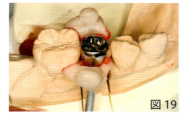
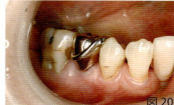

図 17　支台歯と義歯との位置関係
図 18　クラスプ内面の印象採得を行い、模型を製作
図 19　クラウンの完成
図 20　クラスプに適合したクラウンの装着

4　レーザー溶接による金属床義歯の修理

金属床義歯にクラスプの追加や人工歯の増歯を行う場合、局所加熱ろう（蠟）着法は、ろう着時のブローパイプの炎により周囲のレジン部が焼けたり、変形する恐れがある。このため現在では周囲への熱の影響が少ないレーザー溶接法が行われている[7]。

（1）ワイヤークラスプと人工歯の追加修理

支台歯になっていた\|45 が保存不可能になり抜歯されたため、使用している金属床の部分床義歯に人工歯とクラスプを追加修理することになった。義歯を装着して欠損部を含めた**取り込み印象**を行い、作業用模型を製作する（**図 21**）。金属接着性プライマーのみによる増歯修理では接着強度が十分ではないため、パラタルプレートに人工歯および義歯床の保持装置を**レーザー溶接**する。レーザー溶接法を用いることで周囲のレジン部に熱による影響はない（**図 22**）。 3\| にワイヤークラスプを屈曲して接着処理後、常温重合レジンを用いて義歯と一体化する（**図 23**）。欠損部に人工歯を排列、咬合調整して常温重合レジンを筆積みして研磨完成する（**図 24**）。

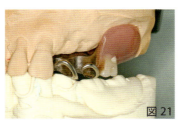
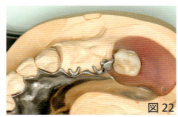

図 21　作業用模型の製作
図 22　保持装置のレーザー溶接

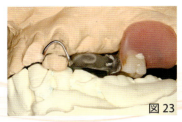
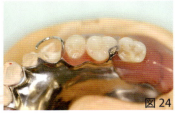

図23 ワイヤークラスプの屈曲と義歯への組み込み
図24 クラスプと人工歯の追加修理

（2）キャストクラスプの追加修理

　下顎の金属床義歯の $\overline{5\,4}$ の双子鈎が破折した（**図25**）。義歯を装着して取り込み印象を行い、作業用模型を製作しクラスプラインを設計する（**図26**）。設計線に沿ってパターン用レジンを筆積みしてクラスプの形態に築盛してこれをキャストする（**図27**）。次回来院時に口腔内に試適して適合状態および義歯との位置関係を確認し、パターン用レジンで金属床とクラスプを仮固定した後、取り込み印象を行う。速硬性の超硬質石膏で作業用模型を製作して金属床とクラスプをレーザー溶接法で連結する（**図28**）。レーザー溶接した部分を研磨して（**図29**）、口腔内に装着する（**図30**）。

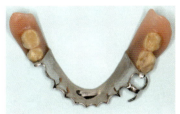
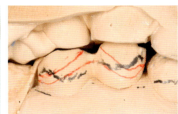
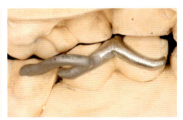

図25　破折した $\overline{5\,4}$ 双子鈎　　図26　クラスプラインの描記　　図27　製作した双子鈎

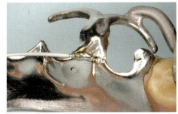
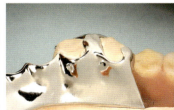
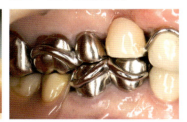

図28　レーザー溶接された双子鈎　　図29　研磨、完成　　図30　口腔内に装着

5　CAD/CAM法による咬合面再形成

　人工歯咬合面を金属歯やジルコニアなどの耐摩耗性に優れた材料で被覆する場合、**CAD/CAM**の適用が有効である。

　10年以上使用された下顎金属床義歯の臼歯人工歯部は、磨耗によりアンチモンソンカーブを呈している（**図31**）。咬合挙上をかねてアンチモンソンカーブを修正することになった。下顎臼歯部人工歯を支台歯状に形成し（**図32**）、**ジルコニア製人工歯**のスペースを確保する。常温重合レジン製のキャップで歯冠形態を回復して1か月ほど使用した後、形成された人工歯の咬合面部にFGPテーブルを製作する。義歯を装着した状態でFGPテクニックを用いて対合歯の機能的運動路を採

得する（図33）。対合歯を機能的模型に置き換え、機能的な咬合面形態を有した歯冠形態のワックスアップを行い、CAD/CAMを用いてジルコニア製人工歯を製作した（図34）。来院日に義歯を2時間預かり、常温重合レジン製キャップを外してジルコニア製の人工歯をセメント合着して人工歯置換を行った[8]（図35）。

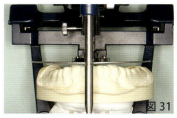
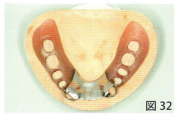
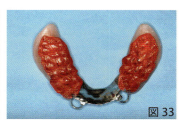
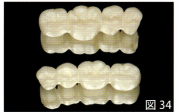
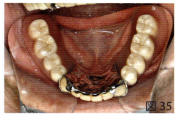

図31　アンチモンソンカーブを呈している下顎金属床義歯の模型
図32　臼歯部人工歯の形成
図33　機能的運動路の採得
図34　CAD/CAMによるジルコニア製人工歯
図35　人工歯の置換修理

6　インプラント支台のオーバーデンチャーの修理

　インプラント義歯の修理は、フィクスチャーの脱落および除去、アバットメントや上部構造の破損などに伴う修理が考えられる。ここでは、術者可撤式のインプラント支台のオーバーデンチャーの症例でフィクスチャーの脱落再埋入に伴う修理を供覧する。

　上顎**インプラントオーバーデンチャー**（All-on-4）（図36）における6|相当部位のフィクスチャーが脱落したため、フィクスチャーの再埋入と**レーザー溶接**による上部構造の修理を行った。

　再埋入したフィクスチャーと使用中のインプラントオーバーデンチャーを取り込んだ印象採得を行い、作業用模型を製作する（図37）。脱落部位付近の上部構造を切断し、新たな上部構造を製作（図38）してレーザー溶接により使用中の義歯と一体化する（図39）。連結部の形態は溶接部の機械的強度の向上を図るために階段状に形成してある。接着処理後、前装用の硬質レジンと床用レジンを用いて修理を完了する（図40）。

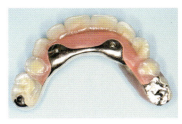
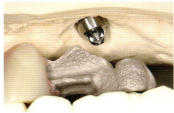
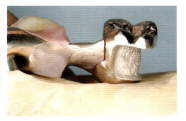

図36　使用中のインプラントオーバーデンチャー
図37　再埋入したフィクスチャーとオーバーデンチャーを取り込んだ作業用模型
図38　上部構造と連結部

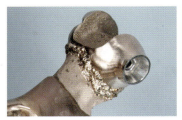 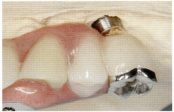 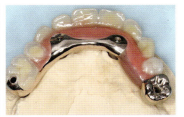

図39 レーザー溶接された連結部　図40 修理を完了したインプラントオーバーデンチャー

　本稿では代表的な義歯の修理について紹介した。レーザー溶接法やCAD/CAM法は装置が高価であり、一般への普及に時間はかかるが新技法として今後さらに発展していくと考えられる。義歯装着者、とりわけ高齢義歯装着者にとっては義歯の機能が長期間低下せず、よく噛めて会話にも困らずQOLを維持できることが望ましい。しかし、加齢による生体の変化、経年的な義歯の劣化は避けられないため、支台歯の喪失、義歯やクラスプの破折、人工歯の脱落などのトラブルが起きる。原因を的確に診断して修理法を選択することが重要である。訪問診療ではマンパワー、機器、材料など制限されるが診療器具に加えて技工器具の装備を充実させて的確に義歯の修理を行い、患者の健康維持につとめたい。

　　　謝辞　本稿作成にあたりご協力いただいた鶴見大学歯学部有床義歯補綴学講座教授・歯
　　　科技工研修科科長　大久保力廣先生はじめ教室員の皆様、歯科技工研修科教員の皆様に
　　　深甚なる謝意を表します。

（細井紀雄、河村 昇、三山善也、邑田歳幸）

文献

1) 細井紀雄, 水野行博 他：リライニング＆リペアー，90-125, 医歯薬出版，1997.
2) 大久保力廣，鈴木みどり 他：レジン床義歯の補強法に関する実験的研究；鶴見歯学 22, 209-218. 1996.
3) 細井紀雄：義歯のリペアーマニュアル；日本歯科医師会. 2003.
4) 水野行博，三浦英司 他：クラスプの修理；鶴見歯学 33, 151-159, 2007.
5) 三山善也，水野行博 他：レジン床義歯の修理；講座 歯科技工アトラス11, 229-248. 医歯薬出版. 1986.
6) 三山善也，水野行博 他：使用中の義歯に適合させるクラウンの製作法；講座 歯科技工アトラス 4, 187-205, 医歯薬出版. 1983.
7) 都賀谷紀宏 他：補綴設計・リフォーム・修理　レーザー溶接・新技法を臨床に活かす 補綴臨床別冊, 38-41. 医歯薬出版. 2006.
8) 渡邊郁哉，大久保力廣 他：いま知っておきたいジルコニアの守備範囲；歯科技工別冊, 108-113. 医歯薬出版. 2014.

section 9-1 いろいろな義歯のケア
全部床義歯

ここが POINT
- 全部床義歯のケアは、高齢患者自身または義歯の知識のない介護者に委ねられている場合が多いため、適切に行われているか注意が必要である。
- 全部床義歯の洗浄には機械的清掃と化学的洗浄の併用が有効である。
- 義歯安定剤の使用には適切な指導が必要である。義歯と粘膜への残留に注意する。

(1) 義歯洗浄

　全部床義歯のケアが、ほかの補綴装置のケアと大きく変わることはないが、装用者の大部分が高齢者であることに注意を払う。全部床義歯のバイオフィルムは義歯性口内炎を引き起こす可能性があるが、全身的な状態が不良な、要介護高齢者にとっては特に注意が必要である。また、義歯性口内炎だけでなく、細菌性心内膜炎、誤嚥性肺炎、気道感染などの疾患にも、口腔内細菌が関係する可能性がある。全部床義歯が細菌のリザーバーとなることがないように、高齢患者および介護者への指導が重要である[1]。若年者と比較して、高齢者は義歯の汚れや口腔衛生にそれほど関心をもっていない場合も多い。また、自分で義歯のケアを行っていても、器用さや視力の問題などから実際には十分な洗浄効果が得られていない可能性も考慮しなくてはならない。介護者に義歯の知識がない場合、清掃の重要性を理解していないこともある。TBI（歯磨き指導）と同様に歯垢染色液で染め出しを行うことで、清潔に見える義歯に実際には汚れが付着していることが可視化される。また、非特異的に義歯に付着した細菌数を計測し、義歯の汚れを定量的に評価する機器もある。義歯の汚れが数値として表示されるため客観的な比較が可能になり、義歯清掃状態を評価する際に有効である。修理やリラインを繰り返した義歯は洗浄が困難になるため、義歯の汚れが落ちにくくなったら、滑沢な義歯床を得ることを目的に新義歯製作を検討したほうがよい。

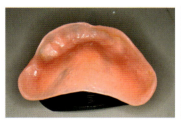
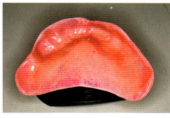

図1　一見良好にケアされているようだが、歯垢染色液で染め出しを行うと汚れが付着していることがわかる。前歯部や上顎結節部のアンダーカットには汚れが付着しやすい

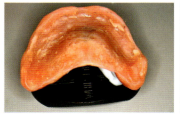
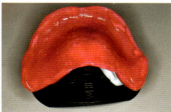

図2　リラインや修理で表面性状が滑沢でない義歯には汚れが多く付着する。機能に問題がなくても口腔衛生の観点からは義歯の新製が検討される

（2）洗浄方法

義歯の洗浄方法には、ブラシなどを用いた**機械的清掃**と洗浄剤を用いた**化学的洗浄**がある。義歯洗浄剤に漬けおきする方法が一般的に行われているが、十分な洗浄効果を得るためには機械的清掃との併用が効果的である。ブラシで洗浄するときに研磨剤を含むペーストを併用してしまうと、義歯床表面に傷がつき細菌が付着しやすくなる。もし使用するのであれば、義歯用の研磨剤のないペーストか食器用の中性洗剤が望ましい。ただ、高齢患者に多くの指示を出して混乱してしまうようであれば、毎晩ブラシのみの機械的清掃後に洗浄剤溶液に浸漬し、水で洗浄して装着するように指導するだけで十分である。歯科医療従事者にとっては常識だが、意外に患者にとっては盲点になっていることがある。義歯の洗浄には、**超音波洗浄**が有効なことも示唆されている。定期的に歯科医院で超音波洗浄を行うことが望ましい。家庭用の超音波洗浄機も市販されている。煮沸消毒はレジン床を変性させてしまうので行なわないように伝える。

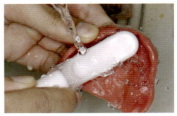
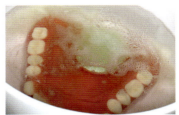

図3　義歯の洗浄には、ブラシによる機械的清掃と洗浄剤に浸漬する化学的洗浄の併用が有効である。研磨剤の入ったペーストは使用しない

（3）義歯安定剤の使用

市販の**義歯安定剤**は**粘着タイプ**と**クッションタイプ**に分けられる。義歯と粘膜の大きな不適合をゴム状の材料で埋めるクッションタイプは、歯科医療へのアクセスが限定された場合の一時的な用途以外で用いるべきではない。とはいえ、超高齢社会においては在宅や施設で通常の義歯治療を行うことが現実的には困難な状況も存在するため、その特性を理解しておくことは大切である。粘着タイプには**クリームタイプ**と**粉末タイプ**があり、どちらも唾液と接触して粘着性を示す。不足した維持力を補い、義歯の動揺や食渣の義歯床下への迷入を防止する効果があるので、顎堤条件や唾液量などの条件が不利な症例では適用が検討される。

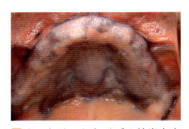

図4　クリームタイプの義歯安定剤を着色して口腔粘膜への残留を可視化した。実際の製品は無色かピンクなので目立たないため注意が必要

粘着タイプの義歯安定剤の使用が顎堤吸収を促進するというエビデンスはないが、不適合義歯の本質的な問題点を改善することなく安易に使用を勧めてはいけない。義歯安定剤は、患者の自己判断ではなく歯科医師の管理下で使用されなくてはならない。衛生面のケアについても注意が必要である。クッションタイプは粘膜には粘着しないが、義歯床に粘着し経時的に硬くなる[2]。義歯からの除去が困難になる製品もある。一方、粘着タイプの義歯安定剤は水溶性で経時的に粘着力は弱くなるが、口腔粘膜に粘着して残留する[3]。通常のうがいでは除去できないときには、ぬるま湯やガーゼの使用が有効である。

（佐藤佑介、秋葉徳寿、水口俊介）

文献

1) Felton D, Cooper L, et al : Evidence-based guidelines for the care and maintenance of complete dentures: a publication of the American College of Prosthodontists. J Prosthodont. 20 : S1-S12, 2011.
2) Tanimoto H, Akiba N et al : An objective estimation of the removability of three home reliners. Dent Mater J 36 (3) :309-318, 2017.
3) 佐藤佑介，水口俊介，早川巌：義歯安定剤の現状と問題点；日本歯科医師会雑誌61 (3), 210-217. 2008.

section 9-2 いろいろな義歯のケア
部分床義歯

- 1本だけ歯を失った場合から、1本だけ歯が残っている場合まで広く使用される着脱式の義歯である（以下のオーバーデンチャー以降の項目の義歯を含む）。
- 本項目では、通常の部分床義歯を説明する。

（1）部分床義歯の基本構造（代表的なもの）

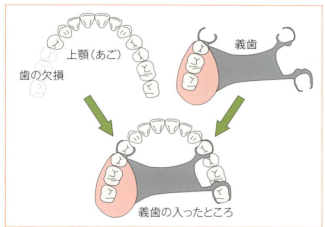

図1　部分床義歯の基本構造

（2）各種の部分床義歯

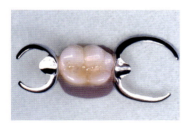

図2　1歯欠損の義歯

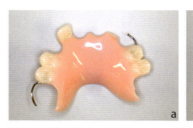

図3　複数歯欠損の義歯（a：保険　b：私費）

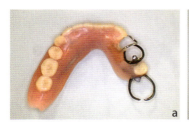

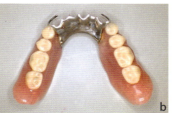

図4　多数歯欠損の義歯
　　（a：保険　b：私費）

83

（3）着脱

① 慣れるまで鏡を見ながら行う。

② クラスプなどの金具が粘膜に刺さらないように注意が必要（特に介護者による着脱の場合）。

③ 破折のリスクがあるので、咬んで入れない。

④ 外すときは、クラスプのかかっている歯の頭を押さえて別の指をクラスプにかけ、挟むようにする（図5）。

⑤ 金属が変形しないように強く握らない。

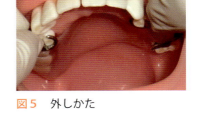

図5　外しかた

（4）夜間の取り扱い

通常、夜間は以下の理由から義歯を外しておくことが推奨されている（夜間装着したほうがよい場合に関しては17節参照）。

① 義歯洗浄剤を長時間使用できる（数時間以上使用する）ため。

② 残存歯や粘膜を安静に保つ（長時間の装着で圧痕ができる〈図6〉ので、圧迫を取り除く）ため。

③ 口腔内を清潔に保つ（夜間は唾液分泌が減少し、不潔になりやすい）ため。

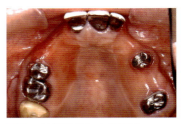

図6　義歯装着による圧痕

（5）清掃

① 機械的清掃は、全部床義歯に準じるが、特にクラスプの内面も清掃することが重要である（図7）。

② 化学的洗浄は、金属を変質させないものを選ぶ必要がある。金属の種類により違うので、歯科医院で相談するとよい。

③ 残存歯（特にクラスプのかかる歯）はよく磨く。

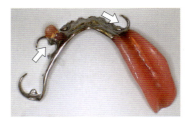

図7　クラスプ内面（矢印）

（6）チェック（全部床義歯以外のチェック項目）

ときどきよく清掃し、乾かしてから光を当てて、以下について観察する[1]。

① 破折、亀裂の有無（特にクラスプなどの金具の破折）。

② 金属の変質、沈着物の有無（図8）。

③ クラスプなどの金具のがたつき。

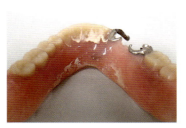

図8　義歯への石灰化物の沈着

（7）定期検診（以下の場合、歯科医院を受診するとよい）

① 上記のチェックで問題が疑われる。

② 外れやすくなった、きつくなった。

③ がたつき始めた、食物が挟まりやすくなった。

④ 違和感や痛み（粘膜や歯）が増えた。

⑤ 咬みにくくなった。

⑥ 定期検診の時期がきた（歯科医師の指示がない場合は、通常6か月ぐらい）。

（佐藤裕二）

文献

1）佐藤裕二，植田耕一郎，菊谷 武 他編：よくわかる高齢者歯科学，104．永末書店．2018．

section 9-3 いろいろな義歯のケア
オーバーデンチャー

ここがPOINT
- 少数の歯しか残っていない場合に、それらの歯を歯根だけにして金属のキャップを被せ、全部床義歯と同様の義歯を支えるタイプの義歯である。
- 全部床義歯と部分床義歯の中間的存在。

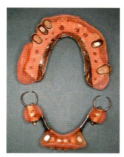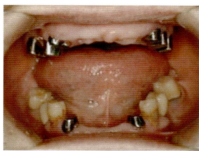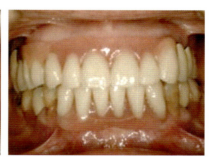

図1　オーバーデンチャーの一例

(1) オーバーデンチャーの利点・欠点

表1　全部床義歯・部分床義歯との比較

	全部床義歯	オーバーデンチャー	部分床義歯
審美性	とても良い	良い	悪い（クラスプが見える）
着脱	容易	容易	困難
安定	悪い	良い	とても良い
歯の負担	－	少ない（背が低いため）	多い
口腔清掃	歯磨きは不要	難しい	やや難しい
咬合力（噛む力）	弱い	やや強い	やや強い
噛んだ感覚	少ない（粘膜の感覚）	強い（歯の感覚）	強い（歯の感覚）
骨の吸収（減少）	多い	少ない	多い～少ない

(2) 特殊なオーバーデンチャー

① アタッチメント（マグネットなど）を用いたオーバーデンチャー

残存歯と義歯の内面に**アタッチメント**と呼ぶ部品を付け、義歯を安定させる義歯である。特に最近、マグネットアタッチメントを用いた義歯が増えている（**図2**）。残存歯に磁性合金（磁石に付く）でできたキーパーと呼ばれる部品を用いた根面キャップを装着し、義歯内面にマグネットを用いる。
- 利点：維持力（義歯を定位置に保つ力）が強く低下しにくい。
- 欠点：健康保険適用外である。MRI撮影時に影響がでることがある。

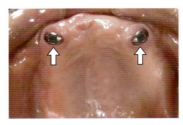 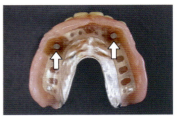

図2　マグネットアタッチメントを用いた義歯

（3）着脱（手が多少不自由でも着脱が可能）
①だいたいの位置にいれると、義歯がぱちんと所定の位置に誘導されて装着できる。
②義歯を少し回転させると、パッと外れる。
③義歯から外れたマグネットが残存歯に残る場合があることに注意。

（4）夜間の取り扱い
全部床義歯に準じる。

（5）清掃
全部床義歯に準じるが、
①義歯のアタッチメント付近が汚れやすいので注意が必要。
②残存歯（特にアタッチメントのある歯）はよく磨く。
※先の尖ったタフトブラシなどが使いやすい（図3）。

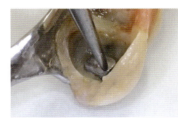

図3　タフトブラシでの清掃

（6）チェック（全部床義歯以外のチェック項目）
ときどきよく清掃し、乾かしてから光を当てて、以下について観察する。
①破折、亀裂の有無（特にアタッチメント付近）。
②義歯内面のアタッチメント（マグネットなど）のがたつき（図4）や紛失。

図4　がたつきのチェック

（7）定期検診（以下の場合、歯科医院を受診するとよい）
①上記のチェックで問題が疑われる。　　　②外れやすくなった、きつくなった。
③がたつき始めた、食物が挟まりやすくなった。　④違和感や痛み（粘膜や歯）が増えた。
⑤咬みにくくなった。⑥定期検診の時期がきた（歯科医師の指示がない場合は、通常6か月ぐらい）。
※マグネットの維持力が低下した場合などは、新しいマグネットに交換する必要がある。

（8）MRI撮影時
マグネット以外のアタッチメントでは問題は生じない。マグネットの場合、CT撮影では問題がないが、MRI撮影時には撮影した像が多少歪む場合がある（特に上顎に多数のマグネットアタッチメントを使用している場合）ので、歯科医師に相談する。場合によっては、残存歯に装着した磁性合金（キーパー）を撤去する必要がある。

なお、撮影時には義歯を外しておかないと、MRIの強い磁気の影響で義歯内面のマグネットの磁力が失われることがある。

（佐藤裕二）

section 9-4　いろいろな義歯のケア
インプラント義歯

>
> **ここがPOINT**
> - **インプラント義歯**には、固定性の上部構造だけでなく、可撤性の上部構造としてのインプラントオーバーデンチャーもある。
> - インプラント義歯も天然歯同様に支台装置となるインプラントの清掃が、長期予後獲得のために非常に重要である。
> - インプラント喪失の主な原因としてインプラント周囲炎があり、その予防のためには、ホームケアとプロフェッショナルケアの両立が重要である。
> - インプラント義歯も、歯ブラシと補助的清掃用具の使用により清掃効果が高まるが、その使用法は天然歯と必ずしも同じではなく、正しい清掃方法を理解しておくことが重要である。

（1）インプラント義歯の構造

固定性の上部構造をもつ場合、**図1**のように、①インプラント体、②アバットメント、および③クラウンまたはブリッジからなる。また、可撤性の上部構造をもつ**インプラントオーバーデンチャー**の場合は、①インプラント体、②アタッチメント、③可撤性義歯からなる（**図2**バーアタッチメント）。

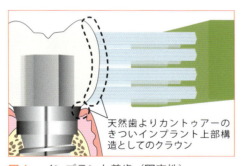

図1　インプラント義歯（固定性）

天然歯よりカントゥアーのきついインプラント上部構造としてのクラウン

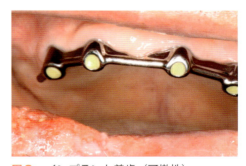

図2　インプラント義歯（可撤性）

（2）プラークコントロールとインプラント周囲炎について

インプラント周囲炎の罹患率に関して、「インプラント治療後の5～10年間で、インプラント周囲炎の罹患率が10％近くにのぼる。」という報告もあり、健全な状態でのインプラントの長期予後をいかにして獲得するかが現在の課題となっている[1]。また、**インプラント周囲炎**の兆候となるインプラント周囲粘膜炎については、さらに高い割合で罹患していると考えられており、過去の報告では「治療後11年で、イ

表1　インプラント周囲粘膜炎とインプラント周囲炎

	インプラント周囲粘膜炎	インプラント周囲炎
病態	可逆的	不可逆的
出血	有	有
排膿	有または無	有
骨吸収	無	有
動揺	無	吸収が大きいと動揺

ンプラントの59%が周囲粘膜炎に罹患している。」という報告もある[2]。これらの疾患はプラークの付着による細菌感染がひとつの原因と考えられており、日々のセルフケアと定期的なプロフェッショナルケアが重要と考えられている。そして、インプラント周囲粘膜炎は可逆的な疾患であり、この段階で処置できれば、インプラントの喪失を避けることも可能である（表1）。

(3) ブラッシングの方法と注意する部位

インプラント体と上部構造の界面、すなわちインプラント義歯の頸部にプラークが付着しやすいため、いかにこの部位のプラークを除去するかが重要なポイントとなる。スクラビング法、バス法などが天然歯には適用されているが、インプラント義歯に対するブラッシング法は確立されていない。我々の検証では、インプラント義歯に対してどのようなブラッシング法が最適であるのかを再検討したところ、人工プラークを用いた実験からは、天然歯においては歯頸部の清掃に適しているとされているバス法よりも、歯軸に対して垂直〜135°の角度でブラシをあてたほうが、プラーク除去効率が高かった[3]。すなわち、今までの常識とは異なる方法が適切であることが示唆される結果が得られた。

バス法は、天然歯に対しては理にかなった非常に良い方法であることは間違いないが、これをインプラント上部構造の清掃の際に適用すると、補綴装置のマージンよりも粘膜に対して毛先が垂直にあたることになる。そのため、ブラッシング圧の強い患者の場合には、粘膜の痛みを生じることもあった。インプラント周囲のポケットはその構造上、天然歯の歯頸部よりも奥にあるため、バス法による「斜め45°からのブラッシング」では、インプラントの周囲ポケットへの到達は困難であり、むしろ粘膜を擦過している状況になりがちである。逆に、「歯軸に垂直〜斜め135°からのブラッシング」のほうが、粘膜を傷つけずブラシの先端が補綴装置のマージンに到達しやすいということが明らかとなった。したがって、粘膜に擦過傷があり痛みを訴える患者に対しては、ブラッシング法を変更する必要がある（図1）。

(4) ブラッシング用具

① 手用歯ブラシ

一般的な平切りストレート毛の歯ブラシでも、インプラント義歯のプラークコントロールは可能であるが、上述のように、その方法は少々工夫が必要である。そのような少々複雑なブラッシングを容易にすることのできる、インプラント専用の歯ブラシも各メーカーから提供されているので、その活用によって、プラークコントロールの効率を高めることができると思われる。インプラント義歯の構造の特徴を考慮すれ

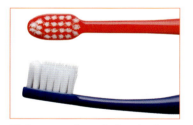

図3　インプラント専用歯ブラシ

ば、平切りストレート毛の歯ブラシよりも、柔らかめのテーパード毛を凹面状に植毛したタイプの歯ブラシがインプラント義歯に対しては適している（図3）。

(5) 補助的清掃用具

インプラントオーバーデンチャーのアタッチメントの清掃は、より複雑で、ブラッシング指導も各々の患者が使いやすく清掃効率の高いものを選択する必要がある。たとえばバーアタッチメントの側面は通常の歯ブラシまたはタフトブラシを使用し、底面はデンタルフロスを使用するのが基本であるが、患者自身がフロスをバーの下部に挿入することは、必ずしも容易ではない。ペリオブラ

シやインプラント専用歯ブラシなどを選択して、患者個々のライフステージに即し、臨機応変にブラッシング指導をしていく必要がある（**図4〜6**）。

歯科衛生士によるプロフェッショナルケアを行う際には、機械的歯面清掃（PMTC）に準じた器具を用いるが、粘膜やアタッチメントを傷つけないよう、その選択は慎重に行う必要がある（**図7**）。

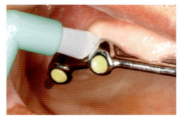 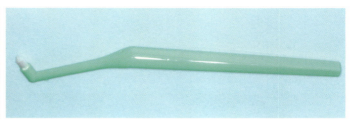

図4　タフトブラシによるアタッチメント側面の清掃

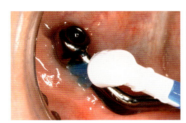 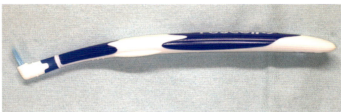

図5　ペリオブラシによる、アタッチメント底面の清掃

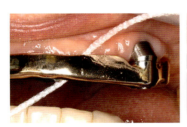 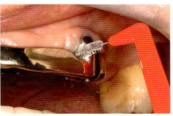

図6　デンタルフロス、歯間ブラシによる、アタッチメント底面の清掃

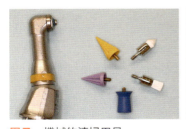 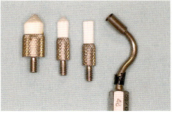

図7　機械的清掃用具

（近藤尚知、野村太郎）

文献

1) Mombelli A et al.: The epidemiology of peri-implantitis. Clin Oral Implants Res.;23 Suppl 6:67-76.2012.
2) Roos-Jansåker AM　et al.：Nine- to fourteen-year follow-up of implant treatment. Part II: presence of peri-implant lesions.　J Clin Periodontol. ; 33(4):290-5.2006.
3) 中島久美子，武田未来，杉浦剛，鬼原英道，近藤尚知：インプラント補綴物に適したブラッシング法と形態の検討；第32回日本口腔インプラント学会東北・北海道支部学術大会抄録集，42．2012.

section 9-5

いろいろな義歯のケア
顎義歯

> ここが POINT
> - 補綴装置の形や大きさはさまざま。一般の義歯よりも複雑な構造をしている。
> - 骨欠損により大きな穴が開いていたり皮弁による再建がされていたり、患者の口腔内の状況は異なる。
> - 患者の口腔内の状況に合わせて口腔ケアの方法を考える必要がある。

(1) 顎義歯とは

顎義歯とは、腫瘍・炎症・外傷などに対する外科手術あるいは口蓋裂などの先天性疾患により生じた顎顔面領域の欠損部を、補綴や手術との併用により、形態的、機能的、審美的に回復・改善し、患者の社会復帰を図るものである[1]。補綴装置は欠損補綴（上顎顎義歯、下顎顎義歯など）と、さまざまな治療に対する補助装置（スピーチエイド、軟口蓋挙上装置、舌接触補助床などの言語治療用・機能訓練用装置、放射線治療用、外科治療用、開口訓練用補助装置など）に分類される[1]。障害の程度には欠損の位置や大きさ、残存歯数、開口量などが影響する。

(2) 上顎顎義歯

上顎顎義歯は、上顎骨や口蓋骨の一部または全部が欠損している症例に装着される義歯である[1]。上顎に著しい骨欠損が生じると口腔と鼻腔に交通が生じ（図1）、鼻咽腔閉鎖機能不全を起こし、咀嚼や嚥下、構音障害、顔面の陥凹などの審美障害が認められる。欠損腔に対して栓塞部がある上顎顎義歯を装着することにより機能改善を図る（図2）。顎義歯を装着すると発話に対する満足度や咀嚼能率が向上する[2,3]。

顎義歯全体の重さが40gを超えると維持が著しく悪化し、支台歯の負担が増加するため、欠損腔が大

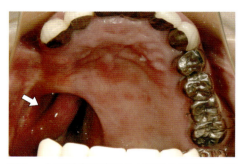

図1　上顎腫瘍切除後の上顎骨欠損症例。口腔と鼻腔に交通が生じている（矢印部）（ミラー使用）

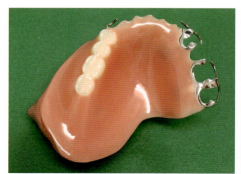
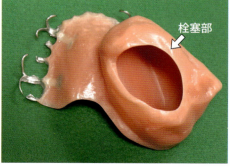

図2　天蓋開放型上顎顎義歯
義歯部と、欠損腔の中に入る栓塞部からなる。栓塞部は軽量化のためにくりぬき、上（天蓋）が開いた形になっている

きい場合、栓塞部の形態を充実型ではなく天蓋開放型や中空型にして軽量化する[4]（**図2**、**図3**）。

皮弁再建されている場合（**図4**）、鼻腔との穿孔はないが欠損腔のアンダーカットが利用できず、皮弁に弾力性があるため、顎義歯が大きく動揺し不安定になる。分厚い皮弁の場合は義歯床を延長できないこともある。上顎顎義歯の支台装置は一般の部分床義歯の原則と同様で、特に複雑な支台装置を用いる必要はない。欠損腔に隣接した歯は、歯周組織への影響を減少するため根面キャップやOPA、磁性アタッチメントを用いることもある。

口腔ケアは通常の義歯と同様である。顎義歯の形態が複雑なので、特に天蓋開放型栓塞部の内面を清潔に保つようにする。顎欠損腔に隣接する支台歯やクラスプを設置した支台歯は汚れやすいので、ブラッシング指導を十分に行う。夜間は顎義歯を外して義歯洗浄剤を使用する。軟質裏装材を使用している場合は、義歯の清掃や保管時に傷つけたり変形しないように注意する。また、鼻腔内面や欠損部周囲組織、皮弁の清掃には、綿棒やスポンジブラシ、粘膜ブラシなどを用いて行う。口腔乾燥が著しい場合は、口腔湿潤剤を用いて保湿・清掃するとよい。

（3）下顎顎義歯

下顎骨の全部あるいはその一部、周囲の舌や口腔底などが欠損した場合、**下顎顎義歯**を装着する[1]。下顎骨に生じた腫瘍切除では、外科的に骨皮弁や筋皮弁、チタンプレートなどで下顎骨を再建することが多い（**図5**）。下顎欠損により固有口腔と口腔前庭の境界が不明瞭になると、咀嚼、発音障害、よだれなどの問題が生じる。手術により周囲組織の知覚・運動麻痺が起こることもある。下顎骨に連続性があり下顎の偏位がない場合、下顎顎義歯（**図6**）やインプラント顎義歯によって補綴される。下顎骨の高さが減少するため顎義歯は不安定になりやすい。下顎骨の連続性がなくなると、下顎の偏位や回転、顎運動の異常、クレンチング時の下顎の回転などが生じる。このような場合は、偏位した位置で咬合接触ができるように上顎に**パラタルランプ**を設置したり（**図7**）、偏位した下顎を誘導して咬合できるように**咬合滑面板**、**咬合斜面板**などの誘導装置を用いることがある。舌欠損を伴い舌が偏位している症例では、誤咬しやすいため人工歯排列

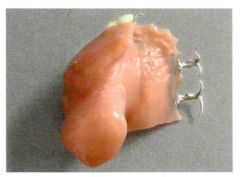

図3 中空型上顎顎義歯
栓塞部の内部を中空にして軽量化している。内部は清掃できない

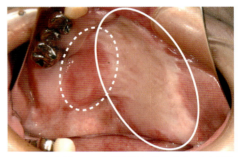

図4 左側上顎骨欠損があり、皮弁（実線）と頬粘膜弁（破線）で再建されている（ミラー使用）

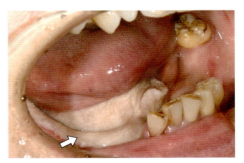

図5 下顎欠損の口腔内
皮弁（矢印部）で再建されており、右側舌側の形態が複雑である

に配慮が必要である（図6、図7）。

　下顎顎義歯のケアは通常の義歯と同様である。再建皮弁等の口腔粘膜以外の組織に対するケアを考慮し、粘膜ブラシや綿棒、スポンジブラシを用いて皮弁部の清掃を行う。

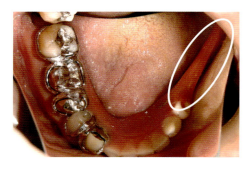

図6　下顎顎義歯
左側下顎骨と舌の部分欠損がある。左側後方に死腔が存在するため、下顎顎義歯の床が後方に延長されている。左側は第一小臼歯まで排列し、大臼歯部の人工歯は排列していない（ミラー使用）

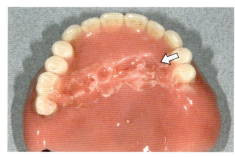
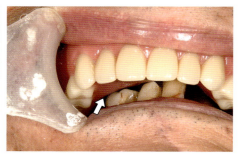

図7　下顎偏位症例のパラタルランプ
下顎が内後方に偏位しているため、通常の位置での咬合接触がない。そのため、偏位した位置で咬合接触できるように、対応する上顎に咬合部位を付与する

（大木明子、鈴木哲也）

文献

1) 大山喬史，谷口 尚 編：顎顔面補綴の臨床．1-7，38-55，61-87，医学情報社．2006．
2) 小野高裕，耕田英樹 他：上顎顎義歯装着が咀嚼時下顎運動に及ぼす影響；顎顔面補綴26，20-27．2003．
3) 堀 一浩，小野高裕 他：上顎顎義歯装着者の発話に対する満足度に影響を及ぼす因子；顎顔面補綴26，47-54．2003．
4) 野村隆祥：上顎の顎補綴　栓塞部の構造について―天蓋開放型；The Dental 2，396-403．1984．

section 9-6 いろいろな義歯のケア
舌接触補助床

- 舌欠損や脳血管疾患、神経・筋疾患などによる舌の運動機能の低下により摂食嚥下障害を生じた症例に用いる。
- 舌が口蓋に接触できるかどうか、食物を咽頭に送り込むだけの舌の力があるか、舌の運動性はどうかを評価する。
- 上顎に舌接触補助床を装着し、舌が口蓋に接触できるよう、床に厚みをもたせた装置である。
- 摂食嚥下障害に対して段階的な摂食・嚥下訓練が必要。誤嚥に注意する必要がある。

(1) 舌接触補助床（PAP：Palatal augmentation prosthesis）

舌や口腔底、下顎骨の腫瘍切除後、外傷などにより器質的に舌の実質欠損が生じた場合や、脳血管障害、脳腫瘍、多発性硬化症、神経・筋疾患などにより舌の運動機能が低下した場合、咀嚼、嚥下、構音障害が生じる。舌の運動範囲が変化するため、舌の前方・側方・後方運動や舌を口蓋に接触できるか、食塊を咽頭に送り込めるかを評価し、舌の形態よりも機能の回復を目指し、構音障害、摂食・嚥下機能改善の目的で上顎にPAPを装着する[1,2]。天井（口蓋）を低くすることによって舌が口蓋に接触し、陰圧を作れるようにするため、PAPの床は厚くなる（**図1**）。PAPを装着して構音訓練、摂食・嚥下訓練を行う。嚥下障害があるため誤嚥に注意する必要がある。

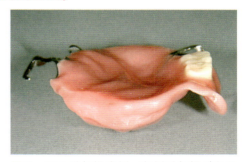

図1　PAP 舌欠損症例。左側舌欠損があるため、舌が接触できるよう、左側から口蓋後方にかけて床に厚みがある

(2) 軟口蓋挙上装置（PLP：Palatal lift prosthesis）

軟口蓋の長さが十分あるものの動きが不十分な場合、鼻咽腔閉鎖機能不全を生じ、摂食嚥下、構音障害が生じる。脳血管障害や神経・筋疾患などによる後天性疾患と、口蓋裂、粘膜下口蓋裂、先天性鼻咽腔閉鎖不全症などの先天性疾患が原因となる。義歯や口蓋床の後方に延長した挙上子と呼ばれる部分で物理的に軟口蓋を挙上させた位置で保ち、鼻咽腔の空隙をせまくし、構音や嚥下時に少しの動きで鼻咽腔閉鎖を図るための装置である（**図2**）。PLPによって鼻咽腔閉鎖機能を獲得・賦活することができる[2]。

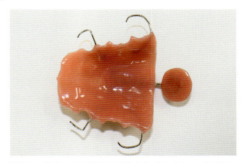

図2　PLP。口蓋床の後方にワイヤーとアクリリックレジン製のボタンがついている。このボタンが軟口蓋を挙上する

（3）舌接触補助床に軟口蓋挙上装置も付与した装置

　脳血管障害や神経・筋疾患においては、舌だけでなく軟口蓋の運動性も低下している場合があり、硬口蓋部にPAPの形態を、軟口蓋部に挙上子を付与し、PAPとPLPの両方の機能を備えた装置を製作することもある（**図3**）。嚥下時の疼痛を和らげるため軟口蓋部分のワイヤー部分と挙上子をシリコーン系軟質裏装材で覆うタイプの装置も用いられており[3]、装置のケアの際には変形させないように注意する。

（4）スピーチエイド

　軟口蓋の機能は正常であるが長さが短く、鼻咽腔閉鎖機能不全が認められる症例に対し、補綴的に鼻咽腔の閉鎖を図る装置である（**図4**）。口蓋裂や中咽頭腫瘍切除などの手術後、鼻咽腔閉鎖機能不全が生じた場合に装着される。硬口蓋部の口蓋床から軟口蓋部にワイヤーを通し、鼻咽腔部にバルブを挿入することで空隙を補填し、スピーチエイドを装着することで機能時の鼻咽腔の閉鎖を図る[2]。開鼻声や食物の鼻咽腔部からの漏れを改善する。口蓋裂患者では、言語訓練上、言語聴覚士が必要と判断した場合、4歳ごろから製作し、発音や水飲みを行いながら鼻咽腔部のレジンを調整する。装置のケアは通常と同様であるが、小児患者の場合は、本人だけでなく保護者にも取り扱い方法を指導する。

（5）軟口蓋栓塞子

　口蓋裂未手術症例や中咽頭腫瘍切除後など、硬軟口蓋の披裂または実質欠損が大きい場合に軟口蓋部を補填する装置である（**図5**）。開鼻声や軟口蓋音などの構音障害の改善を図るとともに、食物の鼻咽腔部からの漏れを改善する[2]。

（6）装置のケア

　腫瘍切除後の舌や口蓋の欠損の場合は欠損側に、脳血管障害では麻痺側に汚れがたまりやすい。その特徴を説明し、清掃法を指導する。

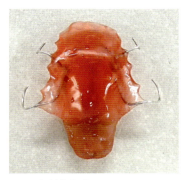

図3　PLPを付与したPAP
ALS症例：軟口蓋の運動性が低下しているため軟口蓋部のPLPと、舌の運動性が低下しているため口蓋部分を厚くしたPAPの両方が付与されている。PLP部分は違和感を減少させるためにシリコーン系軟質裏装材でコーティングされている

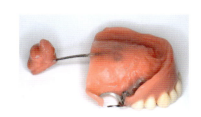

図4　スピーチエイド
上顎義歯の後方に、軟口蓋部（ワイヤー）と鼻咽腔部（アクリリックレジン製のバルブ）が付与されている

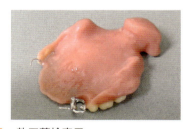

図5　軟口蓋栓塞子
軟口蓋欠損・重粒子線治療後の骨壊死による両側上顎欠損症例。軟口蓋欠損があるため、軟口蓋部に幅のある栓塞子が鼻咽腔まで延長されている

（大木明子、鈴木哲也）

文献

1) 前田芳信，阪井丘芳 監：開業医のための摂食・嚥下機能改善と装置の作り方　超入門　摂食機能療法＆舌接触補助床（PAP）の基本がわかるQ&A50, 10-14, 40-58. クインテッセンス出版. 2013.
2) 大山喬史，谷口 尚 編：顎顔面補綴の臨床, 93-99, 133-144. 医学情報社. 2006.
3) 植松 宏 監：セミナー　わかる！摂食・嚥下リハビリテーション2巻　誤嚥性肺炎の予防と対処法, 52-75. 医歯薬出版. 2005.

section 9-7 いろいろな義歯のケア
マウスピース

> **ここがPOINT**
> - 歯や顎を衝撃や過剰な力から守るための装置である。
> - 熱可塑性樹脂を用いて製作される。
> - 破損や変形に注意して取り扱う。
> - 一般の義歯と同様のケアが必要。

(1) ナイトガード

　歯ぎしり（ブラキシズム）や歯で対合の顎堤に噛みこんで傷をつくってしまう場合など、夜間に装着され、過大な咬合力負担から顎口腔系を保護するために用いられる[1]。上顎に製作されることが多く、歯列全体を覆い、厚さ2mm程度の熱可塑性樹脂ジスクを用いて製作されることが多い。ナイトガードの材料の硬さはハードタイプとソフトタイプがあり、ソフトタイプでは材料の劣化に注意する。非装着時には水中保存し、義歯同様、義歯洗浄剤による清掃を行うよう指導する[1]。

(2) 顎関節症治療用スプリント

　顎関節症の治療のために用いられる装置である（**図1**）。薬物療法で改善傾向がみられない症例に用いられ、顎関節症診断により種々のタイプのスプリントが用いられる[2]。厚さ1～1.5mm程度の熱可塑性樹脂ジスクを用いて製作し、常温重合レジンの添加調整が行われる。咀嚼筋の緊張緩和や異常な咬合習癖の除去、関節部への衝撃の緩衝を目的としたスプリント、関節部の保護安静、臼歯部でのかみしめ時の疼痛緩和を目的としたスプリント、関節円板の整位を目指したスプリントなどがある[2]。

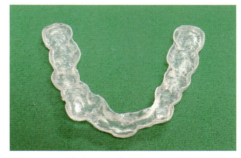

図1　顎関節症用スプリント

(3) 閉塞性睡眠時無呼吸症候群治療用の口腔内装置

　閉塞性睡眠時無呼吸症候群は、睡眠中に呼吸が弱くなるか停止して体内の酸素濃度が下がり、睡眠が障害され、日中の眠気などが生じる疾患である[3]。睡眠中に上気道が狭小・閉塞するため、対症療法として、医科では経鼻的持続陽圧呼吸療法（CPAP）が、歯科では口腔内装置（**OA：オーラルアプライアンス**）治療が行われる。OAは軽度から中等度の症例に適用される。OAは多くの種類があるが、下顎を前方に移動して固定するタイプと、舌を前方に保持するタイプがある。下顎前方移動型は上下一体型（**図2**）と

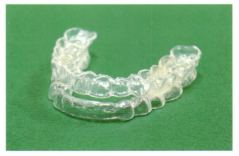

図2　オーラルアプライアンス
閉塞性睡眠時無呼吸症候群の治療に用いられるOA（上下一体型）

2ピースの上下分離型がある。下顎を前方移動することにより、上咽頭から下咽頭までの気道が開大することで効果が得られる[3]。

（4）スポーツマウスガード

スポーツマウスガードは、スポーツ中の外傷から歯や歯周組織を保護し、口腔外傷を減らすことを目的に装着される口腔内弾性装置で、通常は外傷発生率の高い上顎に対して装着する[4]（**図3**）。現在では、競技規則上でマウスガードの装着が義務化、一部義務化、推奨、許可されているスポーツがあり、色の規定があるものもある[4]。マウスガードの効果としては、歯の傷害防止、口腔軟組織の外傷防止、顎骨や顎関節の傷害防止、頭頸部外傷の防止、心理的効果・運動パフォーマンス向上、経済的効果などが挙げられる。

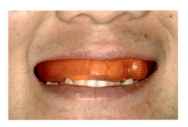

図3　マウスガード（装着時）

歯科医院で製作される**マウスガード**には、シングルレイヤー法により1枚の熱可塑性弾性材料を用いて成形したもの（**図4**）と、ダブルレイヤー・ラミネート法で2枚以上の熱可塑性弾性材料を重ねて成形したもの（**図5**）の2種類がある[5]。使用目的に応じてどちらかが選択されている。一般的にシングルレイヤー法はノンコンタクトスポーツやトレーニング用、ダブルレイヤー法はコンタクトスポーツ用に製作される。マウスガードのケアは、手軽に除菌・洗浄できるハンディタイプのスプレーが開発されている。マウスガードの耐久性は臨床的に約1年であり、劣化や破損が認められるため、定期的なリコールや再製作が必要となる[5]。

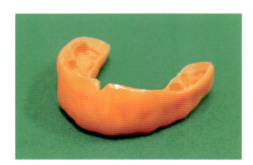

図4　シングルレイヤー法によるマウスガード

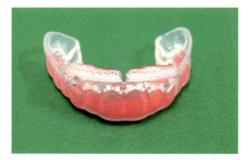

図5　ダブルレイヤー法によるマウスガード

（大木明子、鈴木哲也）

文献

1) 小澤卓充, 石上惠一：臨床のヒントQ&A45　スポーツ歯学系. ナイトガード（スプリント）のソフトタイプとハードタイプの使い分けについて教えて下さい. また厚さはどのような基準で決定すべきでしょうか；歯科学報115, 260-262. 2015.
2) 榎本昭二, 依田哲也：チャートでわかる顎関節症の診断と治療. 2-69, 医歯薬出版. 1998.
3) 阪井丘芳 監：歯科医師の歯科医師による歯科医師のための睡眠時無呼吸症候群の口腔内装置治療, 8-34. 医歯薬出版. 2014.
4) 大山喬史 監：実践　スポーツマウスガード　製作・調整と競技別サポート, 9-23, 56-59. 医学情報社. 2014.
5) 矢野 顕, 辻村正康 他：ガイドラインに則ったスポーツマウスガード製作—高品質なマウスガード製作のために必要な知識の整理；歯科技工44, 38-341. 2016.

section 9-8　いろいろな義歯のケア
CAD/CAM デンチャー

> **ここがPOINT**
> ・CAD/CAM デンチャーには、ミリングデンチャーと 3D プリントデンチャーの 2 種類がある。
> ・製作方法や材料の違いを理解し、ケアの方法に注意する。

（1）製作方法の違いによる CAD/CAM デンチャーの種類

従来の義歯はロストワックス法を用いて製作しているのに対し、**CAD/CAM デンチャー**は、CAD 上で作成された義歯データから直接最終義歯を**切削加工**または**積層造形**により製作される点が大きく異なる[1]。ここでは、切削加工法で製作されているものをミリングデンチャー、積層造形法で製作されているものを 3D プリントデンチャーと称して、CAD/CAM デンチャーの種類について解説する。

① ミリングデンチャー
A．人工歯接着タイプ（図1）
a．AvaDent Bonded Teeth（Global Dental Science, USA）

AvaDent システムは、ロマリンダ大学で開発されたシステムである[2]。発売当初はメーカー指定の既製トレーを用いて印象・咬合採得を行い、それらをスキャンし CAD 上で合成して義歯のデザインを行っていたが、現在は印象・咬合採得の方法は指定していない。AvaDent Bonded Teeth は、レジンブロックから義歯床のみを切削加工し、ソケット部に既製人工歯を接着させて完成するタイプの義歯で、開発当初から行っている方法である。この方法では、患者の希望に合わせてさまざまな人工歯が使用できる利点があるが、人工歯と義歯床との接着界面が汚れやすい可能性がある。

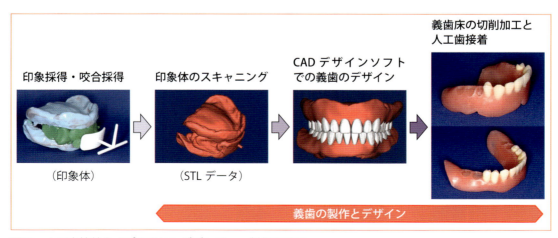

図1　人工歯接着タイプのミリングデンチャー製作のフロー

B．フルミリングタイプ（モノリシックデンチャー）

a．AvaDent XCL-1、AvaDent XCL-2（Global Dental Science, USA）

　人工歯接着タイプの進化版である。当初よりミリングデンチャーは、理想的環境下で重合されたレジンブロックから義歯床を切削加工することで、重合収縮や変形がなく良好な適合性と耐汚染性などの優れた物性をあわせもつ義歯の供給が可能となることが利点の１つであった。しかし、義歯床と人工歯を接着させる際の接着界面の物性や汚染が問題点として残っていた。その問題を解決したのが、この〝フルミリングデンチャー〟（モノリシックデンチャー）であり、義歯床と人工歯が一体になったレジンブロックから、床と人工歯が一塊となった義歯を切削加工するため接着界面が存在しない。XCL-1 は人工歯構造がデンティンのみなのに対し XCL-2 では人工歯部をデンティン、エナメルの２層構造にすることにより、さらに高い審美性を付与している。

b．Baltic Denture System（Merz Dental GmbH, Germany）

　AvaDent XCL-1、AvaDent XCL-2 同様にモノリシックデンチャーだが、AvaDent システムではモノリシックブロックを患者ごとにカスタマイズしているのに対し、Baltic Denture System ではあらかじめ数種類のモノリシックブロックが用意されており、床や人工歯の大きさから選択してミリングするため、人工歯排列のカスタマイズは不可能である。

　以上のミリングデンチャーで使用する床用材料は、いずれも高重合型の PMMA（熱硬化性樹脂）である。

② 3D プリントデンチャー

a．DENTCA 3D（DENTCA, USA）

　DENTCA システムは南カリフォルニア大学で開発されたシステムである[2]。発売当初は積層造形法で最終義歯形態を造形し、それを埋没填入して最終義歯を製作していたが、材料の開発が進み、現在は積層造形法（光造形法）で最終義歯の製作も行っている。使用する床用材料は、従来の PMMA の代わりに紫外線硬化性樹脂である。

（2）CAD/CAM デンチャーのケアで注意する点

　フルミリングデンチャーは接着界面が存在しないことから、より高い清掃性や耐汚染性が期待できる。ミリングデンチャーの義歯床には、従来法よりも重合状態の良いアクリルを使用しているため強度や耐汚染性に優れている可能性は高いが、材料そのものは同じ PMMA であるため、従来法同様に義歯ブラシや義歯洗浄剤による機械的、化学的洗浄が必要である。特に、人工歯接着タイプは接着材の変色や接着界面からの劣化が予想されるため、接着部の清掃には配慮が必要である。

　一方、3D プリントデンチャーは、まだ光造形法で使用できる紫外線硬化性樹脂の機械的物性と耐久性に問題が残る。その物性は PMMA より劣る可能性が高く、最初から短期使用の目的であればよいが、長期使用を目的とする場合は義歯の清掃法や保管方法、リコールの時期などについて歯科医師からの詳細な指導が必要である。

（岩城麻衣子、金澤 学、荒木田俊夫、水口俊介）

文献

1）金澤 学，岩城麻衣子，山本信太，荒木田俊夫，水口俊介：高分子材料による医療イノベーション　CAD/CAM による全部床義歯製作；日本歯科理工学会誌 35 (3), 185-188. 2016.

2）Kattadiyil MT, Goodacre CJ, Baba NZ. CAD/CAM complete dentures: a review of two commercial fabrication systems. J Calif Dent Assoc 41:407-416. 2013.

section 9-9 いろいろな義歯のケア
軟質リライン義歯

ここがPOINT
- 軟質リラインのリコールは、訴えがなくても1～3か月に一度は行うべきである。
- 通法の義歯以上に清掃を心がける。
- 洗浄剤の使用にあたっては、メーカーに個別に確認し患者に伝える。

（1）軟質リライン義歯の耐久性

　義歯床粘膜面にリラインを行う場合は通常、硬質材料が選択されている。その理由は軟質リライン義歯の**耐久性**が硬質材料と比較して低いこと、経時的な材質変化が避けられないなどの問題があるためである。したがって、軟質リライン義歯のケア（リコール、ホームケアなど）は、通常の硬質義歯のケアに加え、一層の注意が必要である。シリコーン系とアクリル系の材料を比較すると、シリコーン系は経時的な物性変化が少ない一方で、アクリル系は経時的に可塑材の溶出に伴う粘弾性が変化し、徐々にその**緩圧効果**が失われる傾向にある（**図1**）。また表面は変色し粗面になる傾向がある（**図2**）。

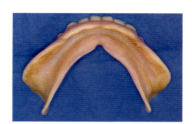

図1　アクリル系軟質リライン材の可塑材の溶出に伴う粘弾性が変化し、徐々にその緩圧効果が失われる

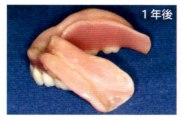
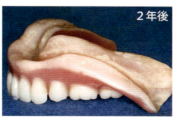
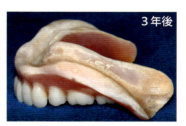

図2　アクリル系軟質リライン材の経時的表面性状の粗造化

　義歯床と軟質リライン材との界面に関する点では、アクリル系軟質リライン材は義歯床用レジンと組成が近似しているため、界面剝離は少ない[1]。一方、シリコーン系は剝離が起こりやすい（**図3**）ことに加え強度的な問題も指摘されている[2]。シリコーン系の剝離は製品間で相違があり、プライマーの種類[3]、リライン方法（間接法および直接法）などに起因するものと考えられる。

　Kimotoら[4]はアクリル系軟質リライン義歯（以下、Soft-A）と通法の義歯床用レジン（以下、Hard）で製作した下顎全部床義歯の耐用年数と再製作の原因に

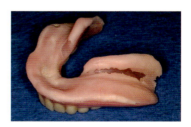

図3　シリコーン系の義歯床からの剝離

関して両群を無作為に割付けて6年間の前向き予後調査を行なっている。その結果、Soft-A群の60%が装着4年後に再製作または再ラインとなっている一方、Hard群は40%にとどまっていた（**図4**）。Soft-Aの再製作等の主な原因と時期は、汚れ（平均27か月で発生）、維持の低下（平均34か月で発生）であり、Hardは維持の低下（装着後平均32か月で発生）であった。

（2）軟質リライン材の材料学的な変化

Ogawaら[5]は数種のアクリル系軟質リライン材（Soften〈SFT〉、FD Soft〈FDS〉、および Bio Liner〈BIO〉）の粘弾性の変化を、患者が使用している上顎義歯に試験体を埋入し、試験体の硬度を埋入直後と1か月後の比較を行った。その結果、すべてのアクリル系軟質リライン材は1か月後に硬度が有意に増加していることと、製品間で異なることを報告している（**図5**）。また喫煙者（**図6a**）、就寝時の義歯装着者（**図6b**）、洗浄剤の未使用者（**図6c**）、下顎に残存歯を有する者（**図6d**）、唾液のpHが低下しているものは、硬度が増加する可能性が示されたと報告している。

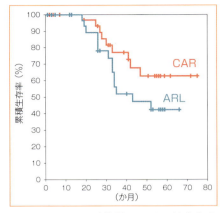

図4　アクリル系軟質リライン義歯および通法製作義歯の80か月の生存曲線

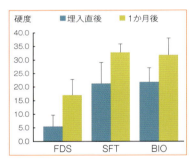

図5　各リライン材の1か月後における硬度変化

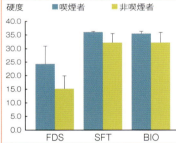

図6a　1か月後の硬度に喫煙が及ぼす影響

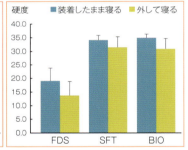

図6b　1か月後の硬度に就寝時の装着が及ぼす影響

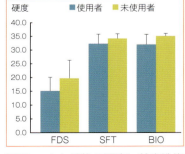

図6c　1か月後の硬度に義歯洗浄剤使用が及ぼす影響

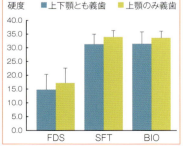

図6d　1か月後の硬度に下顎義歯の種類が及ぼす影響

（3）軟質リライン義歯のケア

① リコール

　アクリル系軟質リライン材およびシリコーン系軟質リライン材の材料安定性は硬質と比較して高くなく、装着してから劣化が始まるといってもよい。したがって短期（1〜3か月単位）のリコールを行い、アクリル系軟質リライン義歯では材料の硬化、表面の汚れと変色、シリコーン系軟質リライン義歯では義歯床用レジンとリライン材との剥離と義歯の破折などを中心に診察する。患者のなかには義歯の汚れが進んでいても自覚していない場合があるが、材料の劣化に伴う *Candida albicans* の増殖が報告[6]がされており、再製作や新たにリラインを考慮する場合がある。

② ホームケア（清掃方法）

　本材料に関する清掃方法のエビデンスは少ないが、通法義歯に準じるのが基本であろう。さらに、アクリル系およびシリコーン系ともに表面性状の変化や変色を考慮して食事直後の清掃をより心がけるとともに、軟質材料の表面と軟質材料と義歯床の境界線を過度に擦過することがないよう指導すべきである。

③ ホームケア（義歯洗浄剤）

　アクリル系軟質リライン材の硬度変化は**義歯洗浄剤**を使用したほうが、未使用の場合と比較して少ないことが報告されており[5]、その使用は推奨される。しかし洗浄剤の種類によっては、リライン材の材質に影響を及ぼすとも報告されている[7]。濱田ら[8]は義歯洗浄剤の軟質リライン材に及ぼす影響について**表1**のようにまとめている。現在、新たな洗浄剤および軟質リライン材が次々に販売されるなか、個別の軟質リライン材に対する義歯洗浄剤使用の可否を、メーカーに確認したうえで患者に指導する必要がある。

表1　義歯洗浄剤と軟質リライン材への影響

主成分	シリコーン系	アクリル系
次亜塩素酸	△	△
過酸化物	○	△
過酸化物＋酵素	○	△
酵素	△	○
銀系無機化合物	◎	◎
酸	◎	◎
生薬	◎	◎

（河相安彦、木本 統）

文献

1) Mese A, Guzel KG: Effect of storage duration on the hardness and tensile bond strength of silicone- and acrylic resin-based resilient denture liners to a processed denture base acrylic resin. J Prosthet Dent. 99:153-159, 2008.

2) Jepson NJ, McCabe JF, et al: The clinical serviceability of two permanent denture soft linings. Br Dent J. 177:11-16, 1994.

3) Kulak-Ozkan Y, Sertgoz A, et al : Effect of thermocycling on tensile bond strength of six silicone-based, resilient denture liners. J Prosthet Dent. 89:303-1, 2003.

4) Kimoto S1, Kimoto K, et al: Survival analysis of mandibular complete dentures with acrylic-based resilient liners. Gerodontology. 30: 187-193, 2013.

5) Ogawa A, Kimoto S, et al: The influence of patient characteristics on acrylic-based resilient denture liners embedded in maxillary complete dentures. J Prosthodont Res. 60: 199-205, 2016.

6) Nikawa H, Jin C, et al: Interactions between thermal cycled resilient denture lining materials, salivary and serum pellicles and Candida albicans in vitro. Part I. Effects on fungal growth. J Oral Rehabil. 27:41-51, 2000.

7) Jin C, Nikawa H, et al: Changes in surface roughness and colour stability of soft denture lining materials caused by denture cleansers. J Oral Rehabil 30, 125-130. 2003.

8) 濱田泰三，二川浩樹 他：義歯の洗浄　デンチャープラーク・フリーの最前線，105．デンタルダイヤモンド．2002.

section 9-10 いろいろな義歯のケア
ノンメタルクラスプデンチャー

> **ここがPOINT**
> ・スポンジブラシや綿棒と義歯用除菌洗浄剤（泡洗浄剤）の併用が効果的。
> ・アーム下のデンチャープラークコントロールが重要。
> ・強酸、強アルカリまたは塩素系漂白剤の入った義歯洗浄剤の使用は不可。

（1）ノンメタルクラスプデンチャーの特徴

ノンメタルクラスプデンチャーは、ソフトな弾性のあるアームを支台歯ならびに歯肉のアンダーカットに挿入することにより義歯を維持する義歯で、熱可塑性樹脂を素材として高温で溶解して射出成形されるのが特徴である。

素材には、

1．ポリアミド合成樹脂（バルプラスト、スマイルデンチャー、フレキサイト等）
2．ポリカーボネート合成樹脂（レイニング、ジェットカーボ）
3．ポリエチレンテレフタレート合成樹脂（PET、エステショット等）
4．アセタール合成樹脂

などがある[1]。

この義歯は審美性に優れ、金属アレルギーやレジンアレルギーの心配がなく、軽くて装着感に優れているが、義歯のケアを十分に行わないと辺縁歯肉の炎症を惹起しやすいため注意が必要である。

（2）ノンメタルクラスプデンチャーの汚れ

ノンメタルクラスプデンチャーは多様な素材があり、理工学的特徴が異なるためポリアミド系について説明する。ポリアミド系の素材は着色しやすい傾向にある。カレー、コーヒー、紅茶など着色しやすい食品を飲食した後は、早めに水洗する必要があるが、吸水性はアクリル樹脂と比較して低いためプラークの付着は起こりにくい。しかし、耐摩耗性はアクリル樹脂より低く、長期使用により口蓋部や舌側など食塊が直接触れる部位は、傷つきざらついて白濁したようになるが（図1、2）、変色ではないため研磨を行うことにより元に戻すことが可能である。

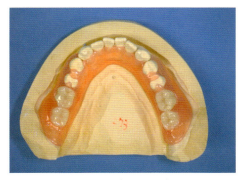
図1　装着前のバルプラストデンチャー

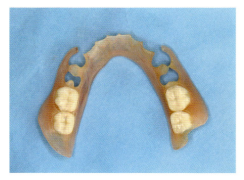
図2　4年間使用したバルプラストデンチャー

（3）ノンメタルクラスプデンチャーの洗浄法

　ノンメタルクラスプデンチャーは、どの素材でもアクリル樹脂と比較して耐摩耗性は低いため、義歯用ブラシや硬い歯ブラシ、歯磨剤は使用せず、軟らかい歯ブラシやスポンジブラシ（図3）や綿棒（図4）と義歯用除菌洗浄剤（泡洗浄剤）を併用して、水洗しながら汚れを落とすと効果的である。化学的洗浄については、強酸（pH2以下）、強アルカリ（pH11以上）または塩素系漂白剤の入った義歯洗浄剤は、義歯床のクラックや変質の原因になるため使用不可である。バルプラストデンチャーはスポンジブラシで洗浄後専用の洗浄剤（V Power Clean、ユニバル）に15分以上浸漬（タバコを吸う場合は1時間以上）、エステショットはフィジオクリーンキラリ（Nissin）を使用し洗浄剤の中に30分以上浸漬が推奨されている。また、ノンメタルクラスプデンチャーは熱可塑性樹脂のため、お湯などに浸漬すると変形等の原因になるため使用は不可である。

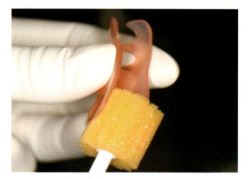 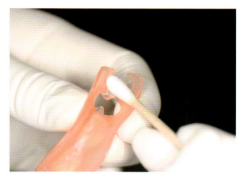

図3　スポンジブラシを使用すると義歯に傷が付きにくい　　図4　綿棒の使用も効果的である

（4）ノンメタルクラスプデンチャーのメインテナンス

　ノンメタルクラスプデンチャーは、アームが支台歯周囲の辺縁歯肉を広範囲に覆うため、アームの下にはプラークが貯留しやすく通常の義歯より不潔域が広くなる欠点がある。このようなことから装着6か月ごとに患者をリコールして、口腔内と義歯を診察することが必要である。咬合調整や義歯の染め出しを行い、義歯洗浄剤と超音波洗浄機を併用してプラークを除去する必要がある。

（米山喜一）

文献

1) 大久保力廣：ノンメタルクラスプデンチャーの現状と補綴学的一考察；補綴臨床 45（5），504-514．2012．

section 10 固定性義歯のケア

> **ここがPOINT**
> - ブリッジが機能しなくなる大きな原因は二次う蝕、脱離である。
> - ブリッジのポンティック基底面や連結部、支台装置マージン部のプラークコントロールは困難であるため補助的清掃用具の使用が効果的である。
> - 補綴装置を長期間機能させるため**ホームケア**、**プロフェッショナルケア**、リコールが重要である。

固定性義歯とは、患者自身が取り外せない義歯で、ブリッジ（橋義歯）が多く用いられている。ブリッジは1～数歯の欠損に用いられ、固定性、半固定性、可撤性に分類されるが、一般的に広く使用されている固定性ブリッジのケアについて述べる。

1 ブリッジの構造[1]（図1）

ブリッジは支台装置、ポンティック、連結部からなる。支台装置は欠損に隣接する支台歯に装着され、全部金属冠、陶材焼付冠、レジン前装冠、部分被覆冠、セラミッククラウンなどが用いられる。歯の欠損を補う人工歯がポンティックで支台装置と連結される（連結部）。

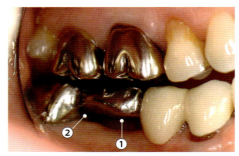

図1 ブリッジの構造
①ポンティック ②ポンティックと支台装置の連結部。プラークコントロールが困難な部位である

2 ブリッジの失敗原因

矢谷ら[2]によると補綴装置は10年で約10%が、20年で約50%が機能しなくなり、二次う蝕と脱離が大きな原因であった。二次う蝕はプラークコントロール不良により生じ、脱離は二次う蝕や不適切な咬合力、歯の破折が原因となることから、ブリッジを長期間機能させるためには**プラークコントロール**と力のコントロールが肝要となる。日常生活でホームケアを適切に行えるように指導し、リコール時にプロフェッショナルケアを実施することが重要である。

3 ブリッジのケア

(1) 補綴装置への微生物の付着

ブリッジには金属、セラミックス、硬質レジン等の材料が使用されるが、材料により微生物の付

着しやすさは異なる。セラミックスにはエナメル質より付着しにくいという報告[3]もなされている。しかし、実際の口腔ケアの場では材料の交換より、装着されている補綴装置への微生物付着をいかに少なくするかが現実的である。マージン部は、歯質、セメント、補綴装置という複雑な構造のためプラークが付着しやすく、二次う蝕や歯周炎に直接的に影響する部位のため、適合の良い補綴装置の装着はもちろんのこと、その後の十分なケアが必要となる。

微生物は一般的に粗糙面ほど付着しやすいため、ケア時には補綴装置表面を傷つけないように注意し、傷がついた場合は研磨を行う。セラミックスは研磨が十分であればプラーク付着は少ない。硬質レジンは不適切な器具の使用によりフィラーの脱離が生じ表面が粗糙化する。さらにレジンの吸水性も加わりプラークが付着しやすくなる。材料の特徴を十分理解してケアを行うことが大切である。

(2) ホームケア

はじめにブリッジの構造を説明し、患者に認識してもらうことが大切である。ブリッジのプラークコントロールは基本的には天然歯と同様だが、ポンティック基底面や連結部、支台装置マージン部のプラークコントロールは困難であるため、補助的清掃用具を併用する（次項「11 残存歯のケア」を参照）。デンタルフロスの性状を変えたもので、糸の両端を硬く、中央部をスポンジ様に加工したスーパーフロス（**図2**）がある。これは両端が硬いため頰舌側から歯間部に容易に挿入でき、中央がスポンジ状のため清掃効果が高い。連結部の清掃には歯間ブラシも適する（**図3**）。

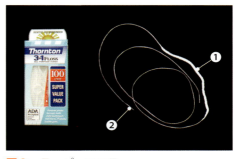

図2　スーパーフロス
①中央はスポンジ状でプラークを除去しやすい　②先端は硬く加工されており、ブリッジ連結部などに挿入しやすい

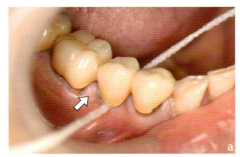 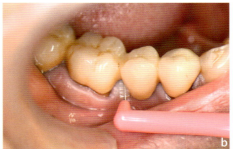

図3　補助的清掃用具を用いたブリッジの清掃。矢印は不適合マージン部の歯肉腫脹
a：スーパーフロス　b：歯間ブラシ

(3) プロフェッショナルケア

歯科医師または歯科衛生士により専門的に行われる。専門的機械的歯面清掃（Professional Mechanical Tooth Cleaning：PMTC）はホームケアでは除去できない歯肉縁下プラークを専用器具やフッ化物含有ペーストを用いて除去する。力のコントロールとして咬合状態の確認も忘れてはい

けない。

　安定させた口腔内環境を維持するためにケアの継続は重要である（リコール）。リコール間隔は３か月〜１年に一度が多いが、口腔内状態やセルフケアの達成状態などを考慮して決める。リコール時には、二次う蝕や補綴装置脱離、歯根破折の有無や、口腔清掃状態、歯肉の状態、咬合接触を確認する。

① 歯肉の状態の確認

　歯周ポケットの深化や歯肉退縮がある際は、炎症以外の原因（咬合性外傷やブラキシズムなど）も検査し対応する。

② 咬合の確認

　長期的にみると残存歯の咬合接触状態は変化するため、早期接触や咬頭干渉がないかを確認する。咬合異常を放置すると、ブリッジの脱離、二次う蝕、歯根破折、歯槽骨吸収などの問題が惹起されることがあるため注意深く観察する。

③ 補綴装置脱離

　セメント溶出、二次う蝕、咬合の変化、ブリッジのたわみ、歯の破折などの結果として生じる。根本的な原因を解消しないと、脱離の繰り返しや歯周組織へのダメージが生じる可能性が高まる。

（近藤尚知、野村太郎）

文献

1）矢谷博文，三浦宏之 他編：クラウンブリッジ補綴学（第5版），76-83. 医歯薬出版．2014.
2）矢谷博文：補綴装置失敗のリスクファクターに関する文献的レビュー；補綴誌51，206-221．2007.
3）TAKATSUKA T., KONISHI N., et al: Adhesion in vitro of Oral Streptococci to Porcelain, Composite Resin Cement and Human Enamel. Dent Mater J 19 (4): 363-372, 2000.

section 11 残存歯のケア

> **ここが POINT**
> ・残存歯の大きな喪失原因は、う蝕と歯周炎であり、ホームケアとプロフェショナルケアの両立が重要である。
> ・歯ブラシ（電動歯ブラシ）と**補助的清掃用具**の使用により清掃効果が高まる。
> ・ホームケアを継続してもらえるように、患者とのラポール形成、モチベーション向上を目指す。

　歯の喪失の大きな原因は、う蝕と歯周炎である。う蝕はう蝕原性細菌由来の酸による歯の脱灰で、歯周炎は主に細菌性プラークによる歯周組織の炎症で、いずれも微生物の存在が根本的な原因となる。これらは自然治癒せず放置すると歯の喪失にいたるため、QOL 維持のために十分なケアが必要となる。また歯への継続的な不適切な力は咬合性外傷を惹起し歯周炎を増悪させる。
　残存歯のケアにはプラーク除去と適切な咬合付与が重要であるが、咬合への対応は歯科医師に限られるため本章ではプラーク除去について記す。

1 プラークコントロール

　機械的および化学的プラークコントロールがあり、前者はブラッシングや歯科専門職による PTC、PMTC などでプラークコントロールの主体となる。後者は抗菌薬や歯磨剤、洗口剤によりプラーク除去と付着抑制を目的とするが補助的手段である。残存歯の長期保存のためには個人が日常行う**ホームケア**、歯科専門職による**プロフェッショナルケア**の充実が必須である。

2 ブラッシングで注意する場所

　小窩裂溝、歯頸部、隣接面、深い歯周ポケットは自浄作用が及びにくく、清掃用具も到達させにくい。また高齢者では歯肉退縮に伴う歯根露出が多くみられる（**図1**）。歯根のう蝕抵抗性は低いため高齢者では根面う蝕が発生しやすくなる。

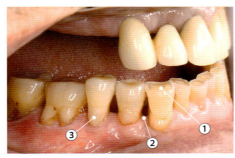

図1　高齢者の口腔内の特徴
①咬耗
②歯間乳頭の退縮と歯間部の間隙
③根面う蝕の修復痕

3 ブラッシング用具

（1）手用歯ブラシ

　植毛状態（多毛束、疎毛束）、材質（天然毛、ナイロン毛）、毛先の形状、硬さなどで分類される。使用後の乾燥しやすさ（衛生的配慮）と歯垢（プラーク）除去効果でブラシを選択する。疎毛束でナイロン毛のものは乾燥が容易である。毛束が多く硬めのものはプラーク除去効果は高いが、硬めブラシは歯肉損傷の原因にもなるため普通の硬さが使いやすいと考える。手の運動制限や巧緻性低下がある人にはハンドルの形態が工夫されたものもある（**図2**）。

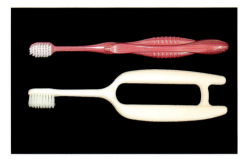

図2　工夫されたハンドルの形態

　毛先を使用しプラーク除去を重視した方法や、毛の脇腹で歯肉マッサージを重視したブラッシング方法など、口腔内環境や器用さに応じて適した方法を指導する。磨く順序（上下顎、左右側、頬舌側）を患者とともに決め、磨き残しの防止に努める。

（2）電動歯ブラシ[1]

　従来型の**電動歯ブラシ**と**音波歯ブラシ**は毛先が動くため、歯面に当てるだけでプラークを除去できる。音波ブラシでは発生する音波振動により、ブラシが直接接触していない部分でもプラークの付着力を弱めるため、歯周ポケット内のプラーク除去が期待できる。子どもや、手の運動制限や巧緻性低下がある人に適するが、重いため保持できない人への適応は考慮が必要である。

　超音波歯ブラシも超音波によりプラークの付着力を弱めるが、毛先が動かないため自身の手でブラシを動かす必要がある。そのため手用歯ブラシを使いこなせる人を対象とするのがよい。

4 補助的清掃用具[2]

（1）デンタルフロス（図3-①）

　デンタルフロスは、隣接面とその歯周ポケット、ブリッジのポンティック基底面の清掃に適する。表面のワックス、コーティングの有無でワックスタイプとアンワックスタイプに分けられる。ワックスタイプは隣接面への挿入が容易だが、清掃効果はアンワックスタイプが優れる。ホルダーにフロスが張ってあるもの、必要な長さを取り出せるものがある。使用においては、まず必要な長さ（40〜50cm）を取り出し両端を左右の中指に巻き付け、たわまないように拇指と示指で保持（両指の距離は1〜3cm）する。歯の接触点を通過させる際は頬（唇）舌側に動かしながら徐々に通過させる。歯肉の損傷防止のため力を入れて無理に引っ張ることは避ける。挿入後は歯肉側から咬合面方向にかき上げる。逆方向の動きはプラークが歯周ポケットに押し込まれるので注意する。臼歯部など指が届かない部位はホルダー付きのものが使いやすい。

（2）歯間ブラシ（図3-②）

　歯間ブラシは歯間乳頭の退縮部やブリッジ連結部の間隙に用いる。臼歯部は角度付きハンドルが使用しやすい。間隙に対して毛先が細すぎるとブラシが歯に接触せず、太すぎるものを無理に挿入

すると歯肉損傷の原因になる。適切な太さのブラシを挿入し歯面に押し付けて、頬（唇）舌側方向に動かす。使用ブラシ数が多くなると使用を面倒と感じる人もいるので配慮が必要である。毛羽立ってきたり、針金が折れた場合は交換となる。

（3）ワンタフトブラシ（図3-③）

ワンタフトブラシは毛束が1つで通常の歯ブラシよりヘッドが小さい。歯頸部、ブリッジ連結部、歯列不正部、孤立歯、根面板、最後方歯遠心面などに適する。

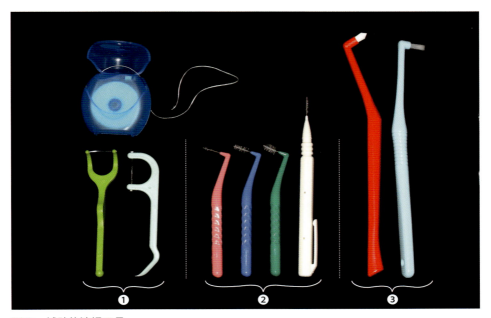

図3　補助的清掃用具
①デンタルフロス　②歯間ブラシ　③ワンタフトブラシ

これらの用具は、歯ブラシとの併用で効果を発揮するが手間と時間がかかる。清掃不良により生じる問題点の説明や、染め出し液による磨き残し箇所の提示などで患者のモチベーションを向上させることが重要である。

（近藤尚知、野村太郎）

文献

1) 吉江弘正，伊藤公一 他 編：臨床歯周病学（第2版），45-53．医歯薬出版．2013．
2) 一般社団法人口腔ケア学会 編：改訂版 口腔ケア基礎知識，76-82．永末書店．2017．

section 12　訪問診療におけるケア

ここがPOINT
- 訪問診療は、サッカーに例えるならアウェイである。リスクマネジメントを考え、訪問先の環境に合わせてケアを行う。
- ここでは、これから訪問診療を始めようとする歯科医師・歯科衛生士に向けて、口腔ケアと有床義歯の治療についてその要点を解説する。

1　口腔ケア（図1）

要介護者へ口腔ケアを行うときは、以下のようなことを注意する。

（1）対象者の状態や介護力に合わせて、患者個別でかかわり方を考える

まず、現状の口腔内と清掃状態を把握する。そのうえで、対象者が自分で清掃できるか、一部介助か、全部介助かによって、かかわり方が異なる。いずれの場合も完璧を目指す必要はなく、現状から良い方向に徐々に変えていくといった考え方が無難である。

（2）最も大切なのは継続した口腔ケアの重要性

現場の声として、口腔ケア後に発熱する例がある。これは特に汚れが多い場合に誤嚥を起こしていると考えられる。対策として、誤嚥に注意することはいうまでもなく、介護者やケアマネジャーを通じてヘルパーや訪問看護師とも連携をとり、徐々に清掃状態を良くしていく。

（3）さまざまな道具を使う

口腔ケアの基本は歯ブラシによるブラッシングだが、歯磨きと口腔ケアは違うことを理解してほしい。たとえば、肩・首のマッサージから始め、口腔内のマッサージを経て、スポンジブラシで同様の清掃を行うといった方法もある。段階的に慣れてもらうことが肝要である。

（4）誤嚥させないようにする

清掃時の体位に注意する。要介護者に対する口腔ケア時の体位は、座位がとれれば座位で行う。無理ならば横を向いた状態で行う。真上を向いて寝た姿勢での口腔ケアは危険である。うがいが困難な場合は、軽く湿らせたガーゼで拭く。専門の口腔ケアテッシュや吸引器チューブ付きの歯ブラシが有効である。

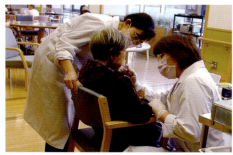

図1　特別養護老人ホームでの訪問歯科治療
（写真提供：三田市　大槻歯科医院）

2　義歯の調整手順（図2）

訪問診療では、長期間にわたり義歯を使用している患者が多い。急に多くの修正を加えると、変化になじめない場合がある。そのため、初回の調整は必要最小限にする。その後、本人や介護者の

意見を聞き、新義歯製作に移るか、現義歯の修正をさらに行うかを決定する。もし、現義歯の修正で患者が満足するならば、その時点で診療を終了して問題ない。

また、使い慣れた方法・材料を用い、とっさの場合にも対処できる体制を整えなければならない。

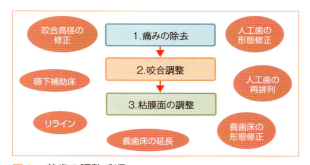

図2　義歯の調整手順

(1) 痛みの除去

まず、口腔粘膜部に潰瘍や疼痛があれば、義歯に起因するものかを診査する。しかし、中途障害や認知症の場合、褥瘡性潰瘍が存在しても、麻痺や意思の疎通を欠くために患者からの応答がなく、見過ごされる場合がある。患者の言うことを鵜呑みにせず、口腔内診査は毎訪問時、直視で行う。

(2) 咬合調整

手指による義歯の動揺度の診査を行う（**図3**）。早期接触部を見つけ出すため、左右の小臼歯部に親指と人差し指を置き、患者にタッピングさせる。

機能時の義歯の動揺は小臼歯部を中心に起こる。三次元的な動きを見極める必要がある。義歯を何回もカチカチと咬合させていると、どの位置で当たりが強いのか不明瞭になる場合も多い。その場合は上下の義歯を装着した後、手指圧で最も落ち着く所でタッピングを1回だけ行ってもらう。こうすれば、かな

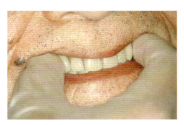

図3　左右の小臼歯部人工歯頬面に手指を当て、義歯の動揺を測る

り明瞭に早期接触部位を判定できる。また、咬合音を聞くことも有効である。

ただし、義歯床粘膜面の適合性が大きく劣る場合や、上下で製作時期の異なる義歯を装着しているような場合は、先に粘膜面の調整を行う。

(3) 粘膜面の調整

まずは義歯を咬合させることなく、上下の義歯を別々に診査する。当然のことだが多数歯欠損の義歯の支持は顎堤であり、その診査にはペースト状あるいはシリコーン製の適合試験材を用いる。これを義歯床粘膜面に塗り、義歯を装着させる。その後、義歯を手指で左右の小臼歯部人工歯咬合面を垂直に少し強めの力で押す。粘膜の当たりを印記させた後、強く圧迫された部分を見極め、その部分をカーバイドバーで一層削除する。義歯床を透明レジンで製作すればチェックが容易になる（**図4**）。なお、

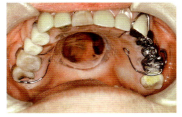

図4　口蓋欠損症例。義歯床口蓋部に透明レジンを用いて製作

意思の疎通を欠く患者にはペースト状の適合試験材を用いるほうが無難である。

（坂井大吾、岡崎定司）

文献
1) 岡崎定司，足立裕康 他：義歯・口腔ケアの知恵と工夫，76-79．ヒョーロン．2012．
2) 岡崎定司：歯科訪問診療における義歯治療の要点；日本歯科医師会雑誌67，49-56．2014．

section 13 プロフェッショナルケア

> - 患者にやさしい治療がすべての治療で求められる。しかしその結果、治療内容がおろそかにならないようにしなければならない。われわれにはボランティアではなく、プロフェッショナルとしての責務がある。患者の笑顔がわれわれの糧になる。
> - ここでは**オフィスケア**（外来患者へのケア）についてその要点を解説する。

1 義歯のケア

新しく義歯を装着し調整が一段落しても、定期的なリコールによる義歯の管理が必要である。部分床義歯の鉤歯は、う蝕や歯周病のリスクが高く、患者が気づいて来院したときにはなす術がないことも多い（図1）。

顎堤の吸収や人工歯の咬耗により義歯の不適合や咬合関係の異常が起こっていても、患者みずから市販の義歯安定剤（特にギャップを埋め付着力を増す**ライナータイプ**、**クッションタイプ**）などで対応しているケースも多い。まず、残存歯や口腔粘膜の診査を行い、次いで義歯が口腔内で十分に機能しているかを調べる。必要に応じて、う蝕治療や歯周治療、さらにリラインや咬合調整を行う。

不適合な義歯ほど不潔になりやすく、義歯床舌側面に歯石が沈着しているケースも多い。日々、患者が手入れしていても、長期間使用している義歯では、汚れの付着による変色が認められることも多い（図2）。

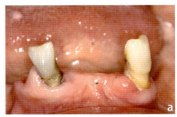
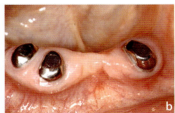

図1　a：鉤歯のう蝕と歯周病
b：保存処置後にコーピングを製作

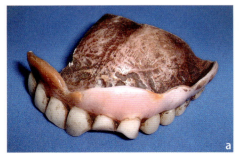
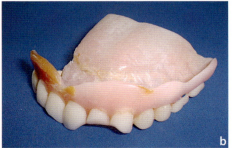

図2　汚れの付着により変色した義歯　a：清掃前　b：清掃後

沈着した歯石や目立つ汚れは市販の義歯洗浄剤だけでは除去できない。そこで、歯科医師や歯科衛生士による専門的なクリーニングが必要となる。歯科医院では、短時間でクリーニングを行うため、ホームケアでは使用できない漂白効果の強力な義歯洗浄剤や超音波洗浄器が用いられる。さらに研磨器具を用いて、義歯研磨面を滑沢な状態に回復させ、清潔さを維持しやすくする。

また、誤嚥性肺炎など全身疾患にもかかわる義歯ケアの大切さと家庭での清掃や管理の方法を繰り返し指導し、患者のモチベーションを高めることを常に心に留めておかなければならない。

2 義歯洗浄剤の使い分け

下顎義歯では唾液腺開口部に近いところから舌下腺部に歯石沈着を認める症例が多く、また部分床義歯の維持装置（クラスプなど）の周囲は義歯用ブラシが届きにくく不潔になりやすい。歯科医院では、凝り固まった汚れを短時間で確実に除去できる義歯洗浄剤を使用する。

次亜塩素酸系義歯洗浄剤は長期間の使用で金属の腐食やレジンの漂白が報告されており、強力な製品はホームケアには適さない。しかし、オフィスケアでは15分程度の使用になるので、その強い殺菌力を

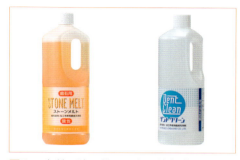

図3　歯科医院で使用できる着色除去用や歯石除去用の義歯洗浄剤

期待して多く用いられている。さらに義歯洗浄剤に超音波洗浄器を併用すると、より短時間で除去できる。また、二酸化チタン光触媒と紫外線を用いた強力な洗浄と脱臭効果が期待できる義歯洗浄剤も使用されている。

3 口腔ケア

「虫歯にならないようにすること」も歯科医療従事者の重要な仕事である。たとえば、歯科医院内で口腔ケア講習会を開催するなど、地域での講演会も積極的に行うべきである。予防の観点からはもちろん、トータルケアを行う歯科として以下のような診療活動を行う。

- 患者の全身状態や口腔内の状況にふさわしい口腔ケアのアドバイスを行う。患者の理解度によってアウトプットを変える。
- 歯石除去など、自分ではできない専門的なケアを行う。
- 口腔機能の維持や回復のための指導やケア（口腔リハビリや口腔体操、マッサージなど）を行う。
- フッ化物洗口など、口腔トラブル予防のための薬剤の紹介やアドバイスを行う。
- 食介護へのアドバイスを行う。　など

口腔内の健康を維持するためには、セルフケアとプロフェッショナルケアの両方を上手に取り入れる必要がある。

（坂井大吾、岡崎定司）

文献

1) 濱田泰三 監：義歯のケア, 6-7, 27-28. デンタルダイヤモンド. 2011.

section 14 ホームケア

- **ホームケア**は患者自身が家庭で義歯の管理を行うため、動機づけが非常に大切となる。
- 義歯の管理者は患者自身になることを理解させる。
- 義歯製作前より義歯管理について説明を行う。
- 定期的に指導と義歯および口腔の検査を行う。

患者が初めて義歯を装着するときや、正しい管理方法を知らなかったり誤った期待感があると、装着後に問題を起こしやすい。そのために義歯製作の術前指導として、義歯の構造や材質、異物感、審美性、耐久性と管理方法の説明を行い、同意を得られた場合に義歯製作を行う。義歯自体はかなり一般化した人工物であるため、初めて義歯を見る人は少ないが、装着することを想定して十分に見たことのある人も少ない。つまり患者の曖昧な義歯に対する認識は、術者にとって誤解を招きやすい状態であることをまず理解しておかなければならない。義歯装着者に対して、義歯の清掃と管理の重要性を義歯製作時の術前指導や術後指導において、患者が十分に理解するよう行わなければならない。その指導内容として義歯および口腔の管理内容が含まれている。

1 義歯製作時の術前指導、術後指導

患者は、**術前指導**、**術後指導**において歯科医師から十分説明を受けるとともに、必要に応じて実際の義歯清掃法や、口腔清掃法についても体験する必要がある。また、清掃不良が認められるときは繰り返し清掃法を体験しなければならない。

（1）術前指導

- 義歯を製作するかは患者の判断で決まる。
- 義歯の材質について説明する。
- 口腔内の健康管理は本人の責任で行う。
- 製作される義歯の設計について説明する。
- おおよその製作工程と来院回数について説明する。
- 機能性や審美性について説明し理解を求める。
- リコールメインテナンスは口腔の健康のために重要であることを説明する。

（2）術後指導

完成した義歯を患者に見せながら具体的な管理方法について説明する。また、同様の内容を文書で示し一層の理解を求める。

- 義歯の慣れに関する指導
- 接触に関する指導
- 義歯および口腔内清掃に関する指導（**機械的清掃**、**化学的洗浄**、口腔内の清掃）
- 就寝時における義歯取り扱いに関する指導
- リコールメインテナンスに関する指導

2 義歯清掃法

（1）機械的清掃法

専用**義歯ブラシ**で、歯磨剤は使用せず機械的に清掃を行う（義歯床用レジンの摩耗防止）。最近は義歯洗浄用フォームが市販されている。機械的清掃中は落下が原因の破損を防止するため、洗面に水をためた状態で行うのが良いとされている。また、破損した部品をなくさないためにも良い。高齢者は筋力が低下しているため、グリップが太く柄の長いものを使用すると、より効果的に清掃ができる。

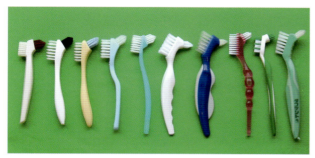 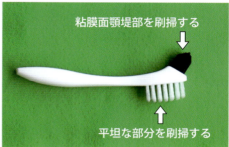

図1　市販されている義歯用ブラシの例

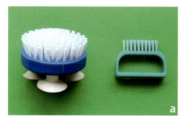 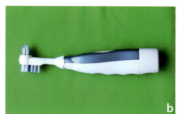

図2　特殊な義歯用ブラシの例
a：ブラシを固定して、片手で義歯を動かすタイプ
b：電動義歯用ブラシ

（2）化学的洗浄

　現在市販されている**義歯洗浄剤**は酵素系が多く、機械的清掃後、一晩義歯を洗浄液に浸漬することが勧められる。しかし、義歯を外して就寝すると顎関節や筋肉および残存歯に悪影響が考えられる場合、睡眠中に義歯を装着し、それ以外の時間で義歯を外して義歯支持組織の安静や粘膜の角化の増加抑制および粘膜病変の予防を図る必要がある。

表1　義歯洗浄剤の種類

過酸化物系	発泡作用があり、汚れを取り除く
次亜塩素酸系	殺菌力が強く、漂白作用にも優れている
酵素系	酵素の作用で細菌や食渣のタンパクを分解する

（3）口腔内の清掃

　残存歯は、従来からの歯ブラシや補助適正装具（歯間ブラシやタフトブラシ）を用いて清掃する。また口腔粘膜は、ガーゼなどの柔らかい布やスポンジなどで食物残渣などを清掃することにより、二次的な効果として粘膜の角化層の増加抑制とマッサージ効果が挙げられる。

（4）就寝時の義歯取り扱いについて

　術前のように、義歯支持組織の安静や粘膜の角化の増加抑制および粘膜病変の予防を図る目的と床用レジンの劣化変形防止のため、就寝前に義歯を機械的清掃後、水に浸漬することが一般的であるが、殺菌効果のない水道水への浸漬は義歯に付着した菌の増加が懸念される。そこで、殺菌効果のある義歯洗浄剤に浸漬し就寝することが勧められる。

（都尾元宣）

section 15 介護ケア

ここがPOINT
- 口腔健康管理は、口腔衛生管理と口腔機能管理からなる。
- 要介護者の口腔のケアには、歯科医療従事者による専門的な指導や管理が必要である。
- 日本の社会保障制度においては、口腔のケアは給付対象である。

　近年、国民の間において「口腔ケア」という用語が急速に浸透しており、あらゆるライフステージにおいて口腔健康管理の重要性が認識されてきている。現在の歯科医療においては、一般的に広く認識されている「口腔ケア」の領域を「口腔健康管理」として位置づけがなされている[1]。この口腔健康管理は、口腔清掃を含む口腔環境の改善など口腔衛生にかかわる口腔衛生管理と口腔機能の回復および維持・増進にかかわる口腔機能管理からなる[2]。口腔健康管理は歯科医療従事者が関与する口腔機能管理と口腔衛生管理およびその他の職種も関与する口腔ケアの3つに大別され、口腔清掃とは区別され、セルフケアではなく医療従事者が行うケアである[1]。

　一方、口腔清掃は、歯ブラシによる歯磨き（ブラッシング）、薬液による洗口、歯間清掃用具（デンタルフロス、歯間ブラシ）などによる歯の清掃、舌や口腔粘膜あるいは義歯の清掃までを含めたものである。このことは、プラークを除去して、口腔内を清潔に保つというだけではなく、う蝕、歯周疾患、口臭などの歯科疾患を予防することにつながる[2]。また、健常者においてはセルフケアとして認識されているが、要介護者においてはセルフケアが困難であることから介護者による口腔清掃が行われるようになった。しかし、その方法は適正であるとは言いがたく、歯科医療従事者による専門的な指導や管理をはじめとする介護ケアへの介入が必要不可欠である。

1 全身と口腔の診察・検査

　介護ケアのなかで大きな割合を占めているのは「食事介護」と、その後の「口腔のケア」であることから、本項ではこれらを中心に解説する。

　口腔のケアには、口腔清掃を含む口腔環境の改善を目的とする「器質的な口腔のケア」と口腔機能の維持・回復のためのリハビリテーションを目的とする「機能的な口腔のケア」がある[3]。在宅において日常的に行われている口腔のケアは、器質的なケアが中心であり、機能的なケアが提供されることはまれである。

　口腔のケアの実施に際しては、まず全身と口腔の診察・検査が必要である。全身の診察・検査においては、体格、運動・感覚、意識・精神状態、体温、呼吸、血圧、脈拍などを確認する。口腔の診察・検査では、①う蝕の有無（図1）、②口腔清掃状態（図2、3）、③義歯の状態（図2、3）、④軟組織の状態（図4）、⑤口腔の乾燥状態、⑥口臭の有無、⑦口腔運動機能の状態など

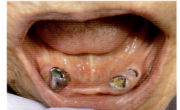

図1 残根状態のまま放置されており、う蝕も認める

を確認する。これらの所見は、歯科医療従事者のみならず口腔のケアに関与するその他の職種である介護者でも目視で確認することができる。したがって、介護者が専門的口腔清掃や歯科治療の必要性について歯科医師や歯科衛生士に情報提供することは介護ケアの1つである。

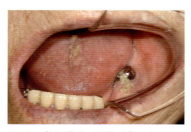

図2　食物残渣、舌苔、デンチャープラークが認められ、残存歯と義歯の清掃状態は不良である。義歯には増歯修理が施されている。人工歯の咬合面は咬耗し、咬合接触関係の不調和が認められる

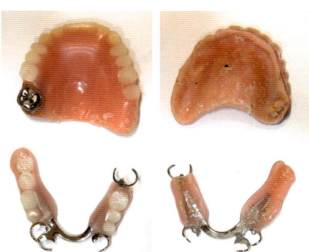

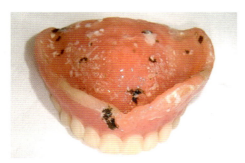

図3　義歯粘膜面部には長期にわたりティッシュコンディショナーが施されたままの状態である。食物残渣が多く認められ、義歯の清掃状態は不良である

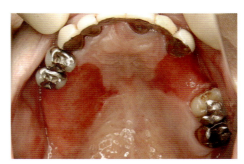

図4　粘膜面部には、義歯の圧痕と発赤が認められる

2　口腔のケアの内容

実際の口腔のケアの内容としては、次に挙げる2つに大別される[2]。

(1) 口腔衛生管理

口腔清掃を含む口腔環境の改善など口腔衛生にかかわるセルフケア、コミュニティケアおよびプロフェッショナルケアである。ブラッシング、機械的歯面清掃（PTC、PMTC）、歯石除去、フッ化物や抗菌薬の応用などがある。

(2) 口腔機能管理

口腔機能の回復および維持・増進にかかわるセルフケア、コミュニティケアおよびプロフェッショ

ナルケアである。摂食機能療法、嚥下体操、舌のストレッチ訓練などがある。これらの口腔のケアは、日本の社会保障制度においては**医療保険**や介護保険の給付対象であり、「誰でも」「どこでも」「いつでも」受けられる体制である。そのなかでも算定が可能である在宅医療における療養について、代表的な厚生労働省告示と通知の一部の内容[4,5]を次に解説する。

- **訪問歯科衛生指導料**：告示には、「歯科訪問診療を行った歯科医師の指示に基づき、歯科衛生士、保健師、看護師又は准看護師が訪問して療養上必要な指導として、単一建物診療患者、又はその家族等に対して、当該患者の口腔内の清掃（機械的歯面清掃を含む。）、有床義歯の清掃指導又は口腔機能の回復若しくは維持に関する実地指導を行い指導時間が20分以上であった場合は、患者1人につき、月4回に限り、算定する。なお、当該歯科衛生指導で実施した指導内容等については、患者に対し文書により提供する。」と定められており、通知には、「当該患者に係る歯科訪問診療を行った歯科医師の指示を受けた当該保険医療機関に勤務する歯科衛生士等が、療養上必要な実地指導を行った場合に算定し、単なる日常的口腔清掃等のみを行った場合は算定できない。」と定められている。
  ※この項目でいう口腔のケアとは、単なる日常的口腔清掃であるホームケアではなく、機械的歯面清掃を含む口腔内の清掃や有床義歯の清掃に係る実地指導など、専門的な口腔のケアである。
- **歯科疾患在宅療養管理料**：告示には、「当該保険医療機関の歯科医師が、歯科訪問診療料を算定した患者であって継続的な歯科疾患の管理が必要なものに対して、当該患者又はその家族等の同意を得て、当該患者の歯科疾患の状況及び併せて実施した口腔機能評価の結果等を踏まえて管理計画を作成した場合に、月1回に限り算定する。」と定められており、通知には、「在宅等において療養を行っている通院困難な患者の歯科疾患の継続的な管理を行うことを評価するものをいい、患者等の同意を得た上で、患者等に対して、歯科疾患の状況及び当該患者の口腔機能の評価結果等を踏まえた管理計画の内容について説明した場合に算定する。告示に規定する管理計画は、患者の歯科治療及び口腔管理を行う上で必要な全身の状態（基礎疾患の有無、服薬状況等）、口腔の状態（口腔衛生状態、口腔粘膜の状態、乾燥の有無、歯科疾患、有床義歯の状況、咬合状態等）、口腔機能の状態（咀嚼の状態、摂食・嚥下の状況及び構音の状況、食形態等）管理方法の概要及び必要に応じて実施した検査結果の要点等を含むものであり、当該患者の継続的な管理にあたって必要な事項等を診療録に記載又は管理計画書の写しを添付する。」と定められている。

（小島規永、武部 純）

文献

1）「口腔ケア」に関する検討委員会：「口腔ケア」に関する検討委員会中間まとめ（平成27年6月）.
2）日本老年歯科医学会編：老年歯科医学用語辞典（第2版），91-92. 医歯薬出版. 2016.
3）歯科衛生士会訪問口腔ケア委員会：歯科衛生士が行う要介護者への「専門的口腔ケア」―実践ガイドライン，社団法人日本歯科衛生士会. 1999.
4）診療報酬の算定方法の一部を改正する件（告示）（平成30年厚生労働省告示第43号）
5）診療報酬の算定方法の一部改正に伴う実施上の留意事項について（通知）（平成30年3月5日　保医発0305第1号）

section 16 義歯の識別、義歯の刻印、予備の義歯

ここがPOINT
・義歯の刻印法で多いのは、患者情報を記入したレジンプレートを埋め込む方法。
・刻印の長期的な経過や安定性は、今後の検討課題。
・義歯刻印は2016年に「療養の給付と直接関係のないサービス」として認められた。

　義歯の刻印は、医療、介護の現場において所有者特定の有力な手段である。特別養護老人ホームや老人保健施設などにおいて、洗面所あるいは洗濯物内へ義歯を置き忘れる、**認知症**の施設利用者が他人の義歯を使用するなど、所有者が不明になることが多い。また、大規模災害においても義歯の刻印の有用性が古くから報告されている。大規模災害においては、生前の歯科カルテの紛失や遺体の損傷により歯科的所見の照合作業は困難な場合が多い。その際、義歯による個人識別は歯科法医学的な観点からも有用である[1]。

（1）義歯の刻印に関する報告

　具体的な方法としてさまざまなものが報告されている。義歯の刻印に関して、今日までに報告されているものを年代、方法別で分類した文献検索の結果を示す。英語、日本語含め計25件が該当し、年代による分類では、1960年代から2010年代まで幅広い年代で報告がなされていた。最も古いもので1968年のものがあり、2000年代が最も高い割合を示した（**図1a**）。方法による分類では、そのほとんどが義歯に情報を書き込んだものを埋め込むというものであった（**図1b**）。複数の報告がなされていたものは、レジンプレート、金属プレート、高周波識別タグ、QRコードを埋め込むという方法で、レジンプレートを埋め込む方法が最も高い割合を示した。

　レジンプレートを埋め込む方法では、患者情報を直接シートに書き込む、あるいは印刷しそれをレジンプレートに張り付ける、金属プレートを埋め込む方法では、患者情報をステンレス板等に刻

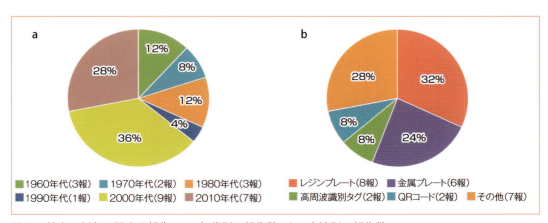

図1　義歯の刻印に関する報告　a：年代別の報告数　b：方法別の報告数

印する、高周波識別タグを埋め込む方法は、商品の盗難防止にも用いられている識別用のタグに情報を書き込む、QRコードを埋め込む方法は、QRコードを印刷し義歯に埋め込む方法が報告されていた。その他としては、ポリエチレンシート、エックス線フィルム、バーコードやメモリーカードを埋め込む方法などが報告されていた。

（2）義歯刻印の変遷と今後の課題

　刻印方法の変遷をみると、1980年代前半までは金属プレートを埋め込む方法が多かったが、床用レジンの物性やタイピング技術の向上により、1980年代後半からレジンプレートを義歯に埋め込む方法が報告されるようになっていた[2]。また近年では、CAD/CAM技術の進歩により義歯所有者情報を刻印した金属プレート（**図2**）やアクリルプレートを製作することも容易になっており、こういった技術を応用した義歯刻印法も今後多く報告されるものと思われる。

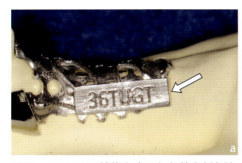 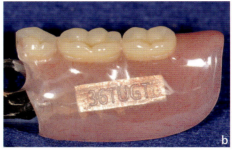

図2　CAD/CAM技術を応用した義歯刻印法
a：CAD/CAMにより製作したプラスチックパターンから金属プレートを製作する（例：都道府県コード、施設名、所有者イニシャル）　b：金属プレートを義歯内部に埋め込む

　義歯刻印の欠点として、誰もがわかるように名前や情報を書き込むことによる患者の心理的抵抗感がある点、書き込みあるいは埋め込み部位に対するプラークの沈着、材料劣化などが挙げられる。近年では、これらの欠点を改善する方法として、歯科用蛍光材含有レジンとブラックライトを用いた方法[3]（**図3**）や、マイクロレーザーによる内部加工を用いた方法[4]（**図4**）、従来型の即時重合レジンに着色剤を混和したもので印記する方法などが考案されている。しかし、いずれの手法も過去の報告を含め、口腔内での長期的な経過や安定性は検討できておらず、今後の検討課題である。

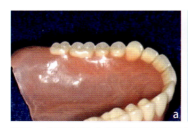 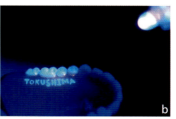 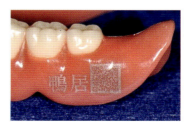

図3　蛍光材料含有歯科用材料を用いた義歯刻印法（文献3より引用改変）。アクリル系オペークレジンも報告されている
a：自然光下　b：ブラックライト照射下

図4　マイクロレーザーによる義歯刻印法（文献4より引用改変）

2016年厚生労働省は、義歯刻印を「療養の給付と直接関係のないサービス」として認め、保険診療で製作した義歯に患者の同意のもと、別途費用を徴収できるよう制度を改めた。徴収する費用に関しては社会的にみて妥当なものとして、500円から1000円位が目安であるとされている。刻印方法に関しては明確な規定は設けられていないが、口腔内での使用が認可された医療材料と審美性という点を考慮すると、レジンプレートの埋め込みあるいは図で紹介した方法が応用可能であろう。

また、たとえ情報を刻印していたとしても義歯を紛失してしまう可能性もあり、そのために予備の義歯を持っておくという考えがある。全部床義歯では、専用フラスクを用いた**複製義歯**製作[5]や、光学スキャナーで義歯形態をデジタルデータ化して保存しておく方法[6]などが考えられる（**図5**）。

今後の急速な高齢化に伴う認知症患者の増加、大規模災害の備えという点を考慮すると、こういった義歯の刻印、現有する義歯のデジタル保存という技術は今後ますます必要となるであろう。

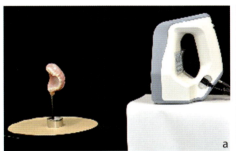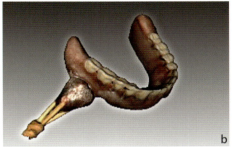

図5　デジタル技術を利用した全部床義歯のデジタルデータ化
a：装着義歯のスキャニング　b：装着義歯のデジタルデータ

（後藤崇晴、市川哲雄）

文献

1) 濱田泰三，足立文子：ネーム入り義歯；日本歯科評論473，165-169．1982.
2) 松村英雄：歯科法医学と歯科技工．最新歯科技工士教本 歯科技工管理学（全国歯科技工士教育協議会編），69-71．医歯薬出版．2017.
3) Naito Y, Meinar AN, Iwawaki Y, Kashiwabara T, Goto T, Ito T, et al. Recording of individual identification information on dental prostheses using fluorescent material and ultraviolet light. Int J Prosthodont 26: 172-174. 2013.
4) 鴨居浩平，山田幸夫，藤本直樹，富永 賢，津村希望，石田 修 他：マイクロレーザー技術を応用した補綴装置内部への情報書き込み法の開発；日歯技工誌 36，82．2015.
5) 濱田泰三，市川哲雄 編：複製義歯．永末書店．2017.
6) Kurahashi K, Matsuda T, Goto T, Ishida Y, Ito T, Ichikawa T. Duplication of complete dentures using general-purpose handheld optical scanner and 3-dimensional printer: Introduction and clinical considerations. J Prosthodont Res 61: 81-86. 2017.

section 17 夜間に義歯を装着する場合

> **ここがPOINT**
> ・義歯は通常は「夜間は外す」こととされている（前述）が、装着したほうが良い場合や、患者が夜間の義歯装着を希望することがある。睡眠中は食事はしないが、食いしばりは行われており、最大咬合力で食いしばる場合もある。

（1）義歯を装着したほうが良い場合
①義歯があったほうが咬合が安定する。
②顎関節症がある。
③義歯がないと歯が向かいあった粘膜に当たる（図1）。
④義歯がないと一部の歯の負担が大きい（少数歯しか咬まない）（図2）。

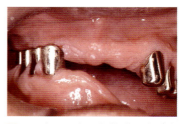

図1　向かいあった粘膜に歯が当たっている

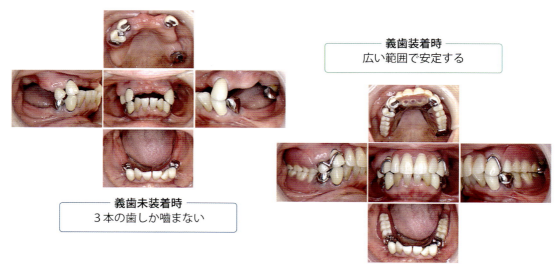

義歯未装着時
3本の歯しか嚙まない

義歯装着時
広い範囲で安定する

図2　義歯の装着の有無

（2）患者が夜間の義歯装着を希望する場合
①見た目の維持（パートナーにも歯がない姿を見られたくない）。
②緊急避難時に義歯紛失が心配。　③唇や頰がたるむのが心配（シワができることが心配）。

（3）夜間の義歯装着時の注意
　必ず歯科医師の管理下で夜間の義歯装着を行うべきである。しばらく試行してみて、口腔内に異常がないことを確認してから、正式に実施すべきであろう。十分なエビデンスはないが、以下のよ

うな取り扱いを行うとよいであろう。

①食後は外して、口腔清掃と義歯の機械的清掃を行う。
②入浴中などに義歯を外す時間を確保する。
③義歯洗浄剤は毎日使用する（ぬるま湯で10分以上）。
④定期的な歯科受診を行う（3〜6か月間隔）。
⑤異常があれば夜間の義歯装着は中止し、すぐに歯科受診する。
⑥夜間装着を行っていることを歯科医師に隠さない（歯科医師は非難しないこと）。

（4）夜間用義歯の使用

通常の義歯は審美性や発音にも配慮されるので、十分な安定を犠牲にしている場合がある。そこで、審美性や発音を犠牲にし、安定を重視した**夜間用義歯**（**図3**）を使う場合もある[1]。歯科医院で相談する。顎関節症の患者に使用するスプリント（マウスピース）に似た形態である。

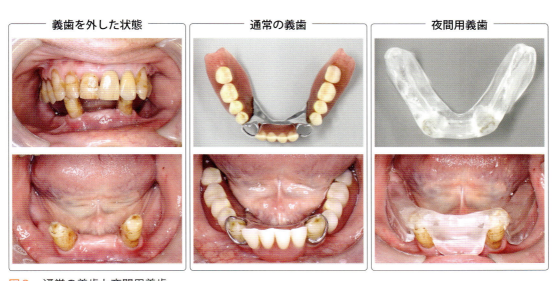

図3　通常の義歯と夜間用義歯

（佐藤裕二）

文献

1) 馬場一美 他：パーシャルデンチャーを基本とした欠損補綴の新しい戦略（第2回）；The Quintessence32：1687-1698，2013．

section 18 義歯の保管

> **ここがPOINT**
> ・外した義歯は、「ティッシュペーパーに包んでおく」などは絶対にしてはならない。
> ・**専用義歯用ケース**に入れて、水中保管するのが必須である。

（1）専用義歯用ケースの目的

- 義歯を無くさない
  →ティッシュにくるむとゴミと間違えやすい。
- 義歯を守る
  →ティッシュにくるむと壊しやすい。
- 義歯を乾かさない　→　乾くと、変形したり、汚れがこびりついたりする。
- 義歯洗浄剤を使う　→　義歯を清潔に保つ。
- 義歯だとわからせない　→　コップだと人に見られる。
- 少ない水の使用　→　コップだと水が大量に必要で、洗浄剤が薄まる。

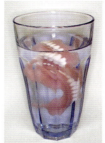 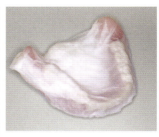

図1　推奨しない保管例

（2）専用義歯用ケースの選び方

東急ハンズやドン・キホーテなどに行くと、さまざまな義歯用ケース（**図2**）がある。デザインもさまざまであるが、義歯洗浄剤が発泡するので、密閉できるようになっていない。したがって、外出時に持ち歩くときは、別に密閉できる容器（タッパー等）を用意するとよい。密閉できない容器で持ち歩くときは、義歯を濡れたティッシュで包んで、容器に入れると、水が漏れ出す心配がない。

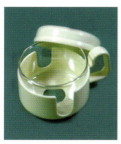 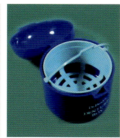 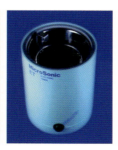 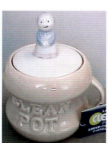

図2　さまざまな専用義歯用ケース

（3）専用義歯用ケースの置き場所

通常は、流し等に置くことが多いと思われるが、緊急時の避難を考えると、枕元に置くことも一法である。ただし、転倒時の水漏れに注意が必要であろう。

（佐藤裕二）

column
役目を終えた義歯

使用中の義歯の保管に加えて、以下のような状況での義歯の保管についても考えてみよう。

1 不要になった義歯

義歯を新調したとき、それまでの義歯は不要にはなるが、義歯を失くした場合など、今後の万が一に備えて患者さんにはご自身で保管することを勧めたほうがよい。実際には使用しなくても、次回作り直すときの参考になったり、治療用義歯として使用される可能性もあるので、その旨も説明する。ただ、長らくお口の中で使用されたため、表面だけでなく義歯床の内部まで汚れているので、物理的に汚れを取り除き義歯洗浄剤に浸漬したのち、乾燥した状態で保管したほうがよい。乾燥させると義歯床は変形するが、再利用するときにはリラインや調整後に使用するので、日々使用している義歯ほど乾燥などによる変形等に気を使う必要はないだろう。

このとき義歯は、口腔内で唾液、血液あるいはもろもろの体液にも接しているため感染源になりうる、ということを歯科医師や歯科技工士など歯科医療関係者だけでなく、たくさんの義歯を持参される方もいるので、患者さん自身にもご理解いただく必要があろう。また、デジタル技術でこれまで馴染んできた義歯をデータ化すれば、感染等に注意する必要もなく、さまざまな用途が考えられる。今後の技術の進歩に期待したいものである。

2 義歯の処分方法

患者さんの希望により歯科医院に置いていく場合には、医院で適切に廃棄することになる。貴金属が含まれている場合には、その取り扱いについて患者さんに必ず問い合わせる必要があるが、再利用できないコバルトクロム合金なども患者さんやご家族は貴金属だと思っている場合もあるのでよく説明する必要がある。また再利用には専門の業者に依頼する場合もあるが、日本財団が実施する「TOOTH FAIRY（歯の妖精）」プロジェクトに協力するという方法もある。

廃棄する場合は、医療用廃棄に準ずる慎重さが必要である。義歯は、口腔内で唾液、血液等に接しているため、廃棄にあたっては感染等への配慮が必要である。さらに、材料的にはプラスチック、陶歯、金属などでできているので、可燃物、不燃物などそれぞれの廃棄のルールに従うことになる。

3 ターミナル期の患者の義歯

認知症などで要介護の状態になると、義歯を装着していない患者さんもいる。これらも同様な義歯の保管の配慮が必要である。また義歯の持ち主である患者さんが最期を迎えたときは、その義歯も最後を迎えるときである。最後の役目として、容貌を整えるためにその義歯を装着してお見送りをする場合もあるし、そのための専用の義歯もあるが、現場では、ご遺体への装着についても自治体等によりさまざまな対応が取られているのが現状のようである。いずれにせよ患者さんの健康を長らく支えてきた義歯には敬意を払いたいものである。

（濱田泰三、水口俊介）

第Ⅲ章　知識編

section 1　義歯ケア関連材料の規格

ここがPOINT
- 歯科関係の器材の規格は ISO 規格や JIS 規格などで規定されている。
- 義歯ケア関連材料の ISO 規格は、弾性裏装材（ティッシュコンディショナー、軟質リライン材）、義歯床安定用糊材（義歯安定剤）などがある。

（1）歯科関係の規格

歯科材料の規格は **ISO 規格**（International Organization for Standardization：**国際標準化機構**）、**JIS 規格**（Japanese Industrial Standards：**日本工業規格**）などに規定されている。ISO では **ISO/TC 106** が歯科専門委員会となっており、歯科材料・器械・用語の国際規格の作成が行われている。産業界では ISO 規格が自由貿易の基準として用いられており、国際競争力強化のため経済産業省も積極的に取り組んでいる。特に医療分野の国際標準化に関しては、厚生労働省、独立行政法人医薬品医療機器総合機構（PMDA；Pharmaceuticals and Medical Devices Agency）も関与を強化している。ISO/TC 106 の構成を**図1**に示す。

義歯ケア関連の材料として、**軟質リライン材**、**ティッシュコンディショナー**、**義歯安定剤**の ISO 規格がある。なお規格で使用されている用語と学会などで使用されている学術用語とは、若干異なることがある。

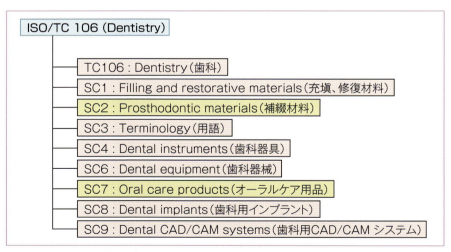

図1　ISO/TC 106（歯科専門委員会）の構成　TC: 技術委員会、SC: 分科委員会

（2）弾性裏装材（Resilient lining materials）

弾性裏装材の ISO 規格[1,2]を以下に示す。

・ISO 10139-1:2005　Dentistry - Soft lining materials for removable dentures -- Part 1: Materials for short-term use　（歯科－可撤義歯用弾性裏装材－第1部：短期材料）

　この短期用の弾性裏装材に分類されている材料は、ティッシュコンディショナーである。口腔内からの撤去可能時間によりタイプ分け、また**コンプライアンス**（弾性率の逆数）によりクラス分けがされている（**表1**）。撤去時間の測定は硬化進行中の弾性回復を計測するディスプレイスメントレオメーターにより行われる[3]。口腔内からティッシュコンディショナーをリラインした義歯を撤去できる時間は、37℃において10%の弾性回復が生じた時間と定義され（**表2**）、5分を基準にタイプ別分類されている。一方、コンプライアンスは**針入度試験**により試料作製後、2時間後と7日後に行われる（**表3**）。2時間後の針入度1.5mmを基準にクラス分類されている。また試料作製7日後の針入度が0.5mm以下であってはならない。なお試料は7日後の測定まで37℃の水中に浸漬保管する。

表1　短期用弾性裏装材（ティッシュコンディショナー）のタイプおよびクラス分類（文献1より作成）

Type A	口腔内から撤去できる時間が短い（5分以下）
Type B	口腔内から撤去できる時間が長い（5分より長い）
Class 1	初期のコンプライアンスが高い
Class 2	初期のコンプライアンスが低い

表2　弾性回復（文献1より作成）

Type	37℃で弾性回復が10%に達した時間 t（分）
A	t ≤ 5
B	t > 5

表3　針入度（文献1より作成）

Class	試料作製2時間後の針入度（mm）
1	≥ 1.5
2	< 1.5

・ISO 10139-2:2016　Dentistry - Soft lining materials for removable dentures -- Part 2: Materials for long-term use　（歯科－可撤義歯用弾性裏装材－第2部：長期材料）

　この長期用の弾性裏装材は、比較的長期にわたり適用される軟質リライン材に該当する。タイプは試料作製24時間後の**ショアA硬さ**（5秒間の荷重）により、softとextra softと分類されている（**表4**）。また試料作製30日後のショアA硬さを計測し、耐久性を規定している（**表5**）。タイプにより要求される30日後の値が異なっている。なお30日後の測定まで、試料は37℃の水中に浸漬保管する。義歯床との**接着強さ**は、少なくともタイプA（soft）で1.0 MPa、タイプB（extra soft）で0.5 MPa要求されている。試料を37℃の水中に7日間浸漬した後の**吸水量**は20μg/mm^3、**溶解量**は3μg/mm^{3}を超えてはならないとされている。

表4　ショアA硬さ（試料作製24時間後、5秒荷重）（文献2より作成）

Type	Shore A
A (soft)	25 < Shore A ≤ 50
B (extra soft)	Shore A ≤ 25

表5　ショアA硬さ（試料作製30日後、5秒荷重）（文献2より作成）

Type	Shore A
A (soft)	≤ 55
B (extra soft)	≤ 35

（3）義歯床安定用こ（糊）材（Denture adhesive）

　義歯床安定用こ（糊）材のISO規格[4]を以下に示す。

・ISO 10873:2010　Dentistry - Denture adhesives　（歯科－義歯接着剤）

通常、本材は義歯安定剤と呼称している。本規格では**粘着型**（glue type）と**密着型**（liner type）の2つのタイプに分類されている。粘着型は義歯安定剤のうち**義歯粘着剤**を、密着型は**ホームリライナー（クッションタイプ）**に該当する。さらに粘着型は**粉末タイプ**、**クリームタイプ**、**シートタイプ**あるいは**テープタイプ**の3つのクラスに分類されている。両タイプの共通の評価項目として**生体適合性**、**pH 値**、微生物関係および安定性、粘着型の評価項目として**洗浄性**、義歯床との**粘着強さ**、密着型の評価項目として**密着強さ**、**剥離性**、**稠度**がある。pH 値は4〜10とされ、床用レジンとの接着強さは 5 kPa 以下にならないこととされている。洗浄性や剥離性については、規定の方法で行った際、残渣があってはならないとされている。また密着型の稠度は 15mm 以下であってはならないと規定されている。

一般的に規格は制定された後も定期的に見直され改訂されるので、常に新しい情報を入手する必要がある。

※なお記載の数値などは、それぞれの規格で規定されている測定方法によるものである。

（村田比呂司）

文献

1）ISO 10139-1:2005　Dentistry -- Soft lining materials for removable dentures -- Part 1: Materials for short-term use.

2）ISO 10139-2:2016　Dentistry -- Soft lining materials for removable dentures -- Part 2: Materials for long-term use

3）Murata H, McCabe JF, et al.: The determination of working time and gelation time of temporary soft lining materials. Dent Mater 13: 186-191, 1997.

4）ISO 10873:2010　Dentistry -- Denture adhesives.

section 2 義歯ケア関連の社会保険歯科診療
― 有床義歯内面適合法（軟質材料を用いる場合）―

ここがPOINT
- 有床義歯内面適合法（軟質材料を用いる場合）の適用症例は下顎全部床義歯で、顎堤の吸収が著しく、床下粘膜が菲薄である症例である。
- 使用材料は指定されたシリコーン系およびアクリル系軟質リライン材である。
- 術式は間接法に限る。フラスコ埋没による方法とリライニングジグによる方法がある。
- 印象はティッシュコンディショナーによるダイナミック印象が有効である。

　義歯ケア関連の社会保険歯科診療に関してとくに重要な改定は、平成28年度の診療報酬改定により、新たに**軟質リライン**（軟質裏装）が保険に導入されたことである。義歯床粘膜面の適合性、咬合関係および床縁の設定などが良好な義歯を装着しても、咀嚼時疼痛を引き起こし、リリーフなどを行っても解決できない難症例が存在する[1]。その多くは**顎堤**の吸収が著しく、**床下粘膜**が菲薄で、顎堤頂まで可動粘膜に覆われているような下顎全部床義歯症例である。とくに近年、義歯の装着にとって条件のよくない症例（たとえば高度に吸収した顎堤）が増えているようである。このような問題に対処するため、**有床義歯内面適合法**に軟質リライン材の使用が認められたものと思われる。

（1）有床義歯内面適合法（軟質材料を用いる場合）の概要

　導入された有床義歯内面適合法（軟質材料を用いる場合）の適用にはいくつかの条件がある（**図1**）。適用症例は下顎の全部床義歯で、さらに顎堤の吸収が著しく、床下粘膜が菲薄であるため、咀嚼時に疼痛を生じる症例などである。使用材料は指定された**シリコーン系およびアクリル系軟質リライン材**とされている（**表1**）。さらに術式としてはチェアサイド

有床義歯内面適合法（軟質材料を用いる場合）

条件
- **下顎全部床義歯**
  高度な顎堤吸収　菲薄な床下粘膜
  オーラルディスキネジア　など
- **シリコーン系および
  アクリル系軟質リライン材**
- **間接法**（直接法は不可）

図1　平成28年度および30年度診療報酬改定により導入された有床義歯内面適合法（軟質材料を用いる場合）の概要

表1　保険適用の軟質リライン材の例

メーカー・販売元	ジーシー	トクヤマデンタル	Kettenbach、白水貿易	ネオ製薬工業	ニッシン、モリタ	Vertex Dental、白水貿易、エーピーエス
製品名	・ジーシーリラインIIソフト	・ソフリライナータフスーパーソフト	・ムコプレンソフト	・エヴァタッチスーパー	・フィジオ ソフト リベース	・ベルテックスソフト NF
材質	シリコーン系				アクリル系	

注：一部製品のみの掲載。また、新たに保険適用材料が追加されている可能性があるので、メーカーなどへ確認のこと

で行う**直接法**ではなく、**間接法**に限るとされている。

　軟質リライン材は、現在国内ではシリコーン系およびアクリル系軟質リライン材の製品が使用されている。アクリル系は含有される**可塑剤**の溶出や**吸水**のため、経時的に初期の物性が変化する。シリコーン系は成分の溶出量や吸水量が少ないため、材料自体の柔軟性は持続する傾向である。しかしながら、咀嚼圧に対する緩圧効果はアクリル系のほうが高い傾向である。

　咀嚼圧に対する軟質リライン材の**緩圧効果**を発揮させるためには、通常1～2mm位の厚さのリライン層が必要とされている。チェアサイドで行う直接法は、リライン時、患者が強く咬合し、層が薄くなることが多い。つまり適切な厚さのリライン層を確保することは、直接法では技術的に困難である。また義歯床とリライン材の接着性に関しても、直接法では義歯床の接着面に唾液などが付着する可能性があり、本来の接着性を得ることが困難な場合がある。一方、間接法ではフラスクやリライニングジグなどを用いるため、適切な厚さのリライン層（1～2mmくらい）を確保することが可能である。さらに義歯床粘膜面が唾液などで汚染されることがないので、本来の接着力も期待でき、義歯床との境界部も滑らかに仕上げることができる。そのためリラインの操作方法は間接法に限定されたものと推察される。

（2）**臨床術式**
　術式の概要[2]を**図2**に示す。

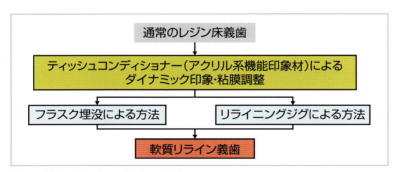

図2　軟質リラインの術式の概要

　まず軟質リラインの適用症例となる義歯に、**ティッシュコンディショナー**（アクリル系機能印象材）を用い、**粘膜調整**と**ダイナミック印象**を行う（**図3**）。咀嚼時の疼痛が消失すれば、ダイナミック印象が終了したと判断し義歯を預かる。印象の終了した義歯床粘膜面に超硬質石膏を流し、模型を製作する。

　フラスク埋没による方法（**図3**）では、この模型を通法に従いフラスクに埋没し、開輪後、義歯を取り出しティッシュコンディショナーおよび義歯床粘膜面のレジンをカーバイドバーなどで削除する。その際、リライン材の厚さが1～2mmくらい確保できるように削除する。削除面に製品付属のプライマーを塗布し、カートリッジ内のシリコーンをディスペンサーにより塡入し、上下のフラスクを油圧プレスで圧接し、硬化させる。硬化後、義歯をフラスクから取り出し、形態修正、研磨を行う。

　リライニングジグによる方法（**図4**）では、製作した模型をまずリライニングジグに装着する。装着後ジグの上下を分離し、義歯を取り出しフラスク埋没による方法と同様に、リライン層の厚さ

が1～2mmになるように削除する。ついでプライマー塗布後、シリコーンペーストを義歯床粘膜面と石膏模型面の両方に盛り、ジグの上部と下部を圧接し、もとの位置に戻す。硬化後、再度ジグの上下を分離し、形態修正、研磨を行う。

それぞれ利点欠点は存在するが、私の経験から義歯床とシリコーンの境界部はリライニングジグによる方法よりも、フラスク埋没による方法のほうが滑沢に仕上がるように思える。新たに保険導入された軟質リラインが有効に活用されれば、多くの義歯患者の咀嚼機能向上に貢献するであろう。

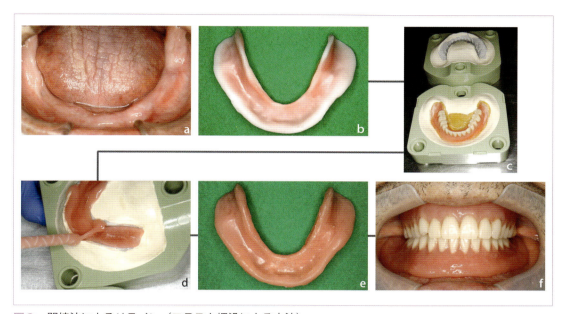

図3　間接法によるリライン（フラスク埋没による方法）
本症例では、ティッシュコンディショナーとして、ジーシー ソフトライナー（ジーシー）、軟質リライン材として、ジーシー リラインⅡ（エクストラソフト）（ジーシー）を使用した
a：主訴は下顎全部床義歯の咀嚼時疼痛、とくに右側顎堤の骨吸収が著しい、b：ティッシュコンディショナーでダイナミック印象と粘膜調整を行う、c：ダイナミック印象の終了した義歯をフラスクに埋没し、開輪する、d：リライン材の厚さが約1～2mmになるように義歯床粘膜面を削除した後、シリコーンを填入する、e：シリコーン系軟質リライン材でリラインした義歯、f：患者は咀嚼時の疼痛もなく、満足して使用している

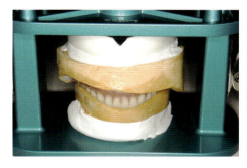

図4　間接法によるリライン（リライニングジグによる方法）
リライニングジグとして、ＥＭリライナー（ＹＤＭ、モリタ）（本症例）、フィッティングジグ（トクヤマデンタル）などがある

（村田比呂司）

文献
1）濱田泰三，村田比呂司 編著：THE SOFT LINING．デンタルダイヤモンド，2016．
2）村田比呂司，緒方敏明：シリコーン系軟質リライン材「ジーシー リラインⅡ」による有床義歯内面適合法 ―義歯の機能を向上させるために―．GC CIRCLE 185，23-29．2016．

－関連製品紹介－
義歯洗浄

義歯洗浄剤一覧			
製品名	**販売元**	**販売区分**	**特徴**
酵素入りポリデント	GSK	市販	カビの一種＋臭いの原因となる菌まで、わずか5分で99.9％除菌（GSK調べ）。
部分入れ歯用ポリデント	GSK	市販	カビの一種＋臭いの原因となる菌まで、5分で99.9％除菌（GSK調べ）。金具の汚れもすっきり。
ポリデントNEO 入れ歯洗浄剤	GSK	市販	部分入れ歯用。カビの一種＋臭いの原因となる菌まで、5分で99.9％除菌。臭いの原因菌は3分で除菌（GSK調べ）。3つのミント配合。
新ダブル洗浄ポリデント	GSK	市販	2倍（酵素入りポリデントとの比較）の洗浄成分が発生。カビの一種は5分、臭いの原因菌は3分で99.99％除菌（GSK調べ）。
ニオイを除くポリデント	GSK	市販	カビの一種＋臭いの原因となる菌まで、5分で99.9％除菌（GSK調べ）。入れ歯の歯垢を取り除く。3つのミント配合。
シャインホワイトポリデント	GSK	市販	カビの一種＋臭いの原因となる菌まで、5分で99.9％除菌（GSK調べ）。本来の入れ歯の白さを持続する。
爽快実感ポリデント	GSK	市販	カビの一種＋臭いの原因となる菌まで、5分で99.9％除菌（GSK調べ）。ネバつき、臭いの除去。
スモーカーズポリデント	GSK	市販	カビの一種＋臭いの原因となる菌まで、5分で99.9％除菌（GSK調べ）。煙草のヤニ、臭いの除去。
ポリデント泡のハミガキ	GSK	市販	60～90秒間洗浄、臭いの原因菌を99.9％除菌（GSK調べ）。部分入れ歯、総入れ歯、マウスピース、矯正用リテーナーにも使用可能。研磨剤無配合。ミント成分配合。
ポリデント入れ歯のハミガキ	GSK	市販	ジェル状で伸ばしやすくすすぎやすい。入れ歯を傷つけにくい、部分入れ歯にも総入れ歯にも使用可。
ポリデント入れ歯ウエットシート	GSK	市販	水いらずで、災害の際にも使用可。臭いの原因菌、カビの一種も食べカスとともに除去。
エラック義歯洗浄剤	ライオン歯科材株式会社	歯科医院専売	高い洗浄力と義歯材料の保護を両立した顆粒タイプ。活性酸素とタンパク分解酵素のダブルパワーでしっかり除菌。消臭、着色汚れを除去。金属保護成分も配合。片手でも使える計量キャップ付きボトル。
スマイルデント	株式会社モリムラ	歯科医院専売	強力除菌。漂白洗浄成分が入れ歯の臭いを除去。酵素がしつこい汚れも除去。さわやかなミントの香り。
フレッシュアップ	株式会社モリムラ	歯科医院専売	義歯に塗布後30秒おいてブラッシングする簡単洗浄。タバコ・茶しぶ・着色汚れを落とす。
デントクリーン	亀水化学工業株式会社	歯科医院専売	超音波洗浄専用。5～10分程度で頑固な着色を落とす。軟質裏装材にも使用可。義歯臭の除去、除菌。
ストーンメルト	亀水化学工業株式会社	歯科医院専売	超音波洗浄専用。5～10分程度で頑固な歯石を除去。洗浄後は、軟らかくなった歯石を硬めの歯ブラシでこすり落とす。
ストーンメルトジェル	亀水化学工業株式会社	歯科医院専売	歯石を除去。義歯や義歯用ブラシに塗布し、1～2分磨く。超音波洗浄器不要。
クリーンソフト	亀水化学工業株式会社	歯科医院専売	アクリル系軟質裏装材やティッシュコンディショナーを劣化させない。
タフデント	小林製薬株式会社	市販	除菌率99.9％。バイオ酵素配合、臭い・汚れをとる。食後の気になる汚れを5分で洗浄できる（小林製薬調べ）。
タフデント強力ミントタイプ	小林製薬株式会社	市販	入れ歯装着時の「スッキリ実感」にこだわった強力ミントタイプ。
タフデント入れ歯の歯みがき	小林製薬株式会社	市販	着色汚れを溶かす成分（PVP・PEG）配合。入れ歯を本来の白さに。爽やかなミントの香り。
パーシャルデント 洗浄フォーム	小林製薬株式会社	市販	部分入れ歯をさっと洗える泡タイプ。油汚れなどをスッキリ落とす。口臭の原因となる雑菌を除菌。
パーシャルデント	小林製薬株式会社	市販	部分入れ歯の洗浄剤。除菌率99.9％。気になる汚れを5分で洗浄できる。変色防止成分配合。

GSK：グラクソ・スミスクライン・コンシューマー・ヘルスケア・ジャパン株式会社

付録 －関連製品紹介－

義歯洗浄剤一覧

製品名	販売元	販売区分	特徴
パーシャルデント強力ミント	小林製薬株式会社	市販	装着時のスッキリ感を実感できる部分入れ歯専用の強力ミントタイプ。
香り実感パーシャルデント（地区限定発売）	小林製薬株式会社	市販	ほのかに香るグリーンアップル、ローズの香り。除菌率99.9%。植物由来の消臭成分 DEOATAK 配合。変色防止成分（防錆剤）配合で大切な金具にやさしい。
フィジオクリーンプロ 色素用	株式会社モリタ	歯科医院専売（歯科医療従事者向け）	トータルクリーニングがコンセプトのプロ用洗浄剤。歯科医院専用の洗浄剤で、一般家庭では落としきれない汚れを短時間で除去。洗浄時にブラックライトを液面に照射することにより二酸化チタンが洗浄成分を活性化。優れた洗浄力・除菌力を発揮。ティッシュコンディショナーには使用不可。※粉剤を液剤に溶解させて pH がアルカリ性になり、洗浄力を発揮する。必ず溶かしきってから使用。
フィジオクリーンプロ 歯石用Ⅱ	株式会社モリタ	歯科医院専売（歯科医療従事者向け）	原液で超音波洗浄機により5～10分間洗浄し、歯石を短時間で除去。着色汚れなどに対する洗浄力もあり、義歯表面のぬめりもすっきり落とす。金属のくすみも除去。
フィジオクリーン キラリ錠剤	株式会社モリタ	歯科医院専売（家庭用）	プロとともに開発された家庭用洗浄剤。安全性の高い二酸化チタンを配合し、触媒効果でヤニや茶渋などの着色汚れやカンジダ菌を洗浄・除菌。無香料。中性タイプなので、金属床義歯やチタン・パラジウム合金・リテーナーにも使用可能。防錆効果あり。
フィジオクリーン 歯石くりん	株式会社モリタ	歯科医院専売（家庭用）	pH2.5 の酸性で歯石を溶解させ除去。着色汚れなどに対する洗浄力もあり、義歯表面のぬめりもすっきり落とす。カンジダ菌の除菌効果。※金属使用の義歯は30分まで。（銀合金、銀ロウ材、チタン使用不可）
スパデント	株式会社モリタ	歯科医院専売（家庭用）	使用時の安全性を重視して開発。安全性の高い洗浄成分に加え、プロポリス、フラボノイド配合。ティッシュコンディショナーにも使用可能。
デントムース	株式会社ビーブランド・メディコーデンタル	歯科医院専売（家庭用）	CPC（カチオン界面活性剤）配合の泡タイプ。口腔内細菌、カンジダ菌などもしっかり除菌。ヤニ汚れにも高い除去効果を発揮。歯石防止成分も配合。マウスガード・矯正器具等へも使用可。
Ci 泡フレッシュナー	株式会社歯愛メディカル	歯科医院専売	研磨剤ゼロ。ミントの爽快感。滞留性のあるキメ細かい泡。ワンプッシュで義歯・リテーナーにのせ60秒ブラッシング後すすぐ。
ナチュラルデントクリーナー	日本ゼトック株式会社	市販	クエン酸やリンゴ酸など自然の成分で、しっかり洗浄、イヤな匂いを除去。カンジダ菌の除菌率99.9%。バイオフィルムの中まで浸透し、徹底除菌。漂白剤などは無配合。リテーナー、マウスピースなど7つの素材に使用可。
入れ歯洗浄剤 P-101	アイ・ソネックス株式会社	介護業界専売	1袋1回分で完全洗浄、日常ケアは8～9倍に希釈。カルボン酸主成分。金属を傷めず汚れのみを落とす。
バトラー デンチャークリーナー	サンスター株式会社	歯科医院専売	高い洗浄力と活性酸素の除菌効果で、義歯の汚れや臭いもしっかり除去。ブルータイマー付き。
さわやかコレクト W 抗菌	シオノギヘルスケア株式会社	市販	カテキン・銀イオン配合。全部床、部分義歯ともに使用可。主要な菌種の除菌率は5分間で99.99%。
clene クリネ	株式会社バイテック・グローバル・ジャパン	歯科医院専売（家庭用）	カンジダ菌99.9%除去。チタン床の義歯を除くすべての入れ歯に使用可。5種類の酵素配合。
clene white クリネホワイト	株式会社バイテック・グローバル・ジャパン	歯科医院専売	黄ばみ・タバコのヤニなどステイン汚れを短時間で強力に除去。除菌・消臭効果もあり、日々の義歯ケアにプラスして使用。※金属床や部分床義歯の使用は注意。パラジウム合金・ニッケルクロム合金・金・銀には使用不可。※強酸性のため、20分以内のつけおきを厳守。

注）本表は各メーカーからの情報などを参考に作成しております。詳細については、各メーカーへ必ずお問い合わせください。

―関連製品紹介―
義歯洗浄

義歯洗浄剤一覧

製品名	販売元	販売区分	特徴
clene melt クリネメルト	株式会社バイテック・グローバル・ジャパン	歯科医院専売	歯石や歯垢などカルシウム系固着物を強力に除去。天然成分リンゴ酸・クエン酸などの有機酸配合。日々の義歯ケアにプラスして使用。
clene metalguard クリネメタルガード	株式会社バイテック・グローバル・ジャパン	歯科医院専売	中性のため、金属床や部分床義歯、ノンメタルクラスプ義歯に使用可能。酵素に加え、銀イオンや殺菌成分IPMP配合で、さまざまな汚れに効果を発揮。
ディアクリン入れ歯洗浄剤	株式会社モルテン	市販	人体に無害な無添加液体石けん。泡立ち・泡切れが良く、洗浄後入れ歯に残らない。消臭、抗菌効果。
ピカ	株式会社松風	歯科医院専売	カンジダ菌を溶菌する酵素を配合。タンパク性や着色性の汚れも除去。義歯特有の匂いも分解。
ピカ 泡クール	株式会社松風	歯科医院専売	食後の義歯の汚れを泡で浮かせてブラッシング。99.9%除菌（ロート製薬調べ）。ミントの香り。
クイックデンチャークリーナー	株式会社ジーシー	歯科医院専売（歯科医療従事者専用）	義歯を液に浸漬し、超音波洗浄器に5～10分かけて歯石を溶解。バーやポイントが届かない歯間や歯頸部の狭い部位に付着した歯石も確実に除去。
ポリデント FP	株式会社ジーシー	歯科医院専売	全部床、部分床、ノンクラスプデンチャー、矯正用リテーナー、マウスガード用。カビの一種＋臭いの原因菌まで、5分で99.9%除菌（GSK調べ）。
ポリデント フレッシュクレンズ	株式会社ジーシー	歯科医院専売	全部床、部分床、ノンクラスプデンチャー、矯正用リテーナー、マウスガード、ナイトガード、ブリーチングトレー、床拡大装置にも使用可能。60～90秒間洗浄で臭いの原因菌を99.9%除菌（GSK調べ）。研磨剤無配合。

義歯ブラシ一覧

製品名	販売元	販売区分	特徴
ポリデント入れ歯の歯ブラシ	GSK	市販	入れ歯のすみずみまで磨きやすい、入れ歯専用ブラシ。普通のハブラシでは落としにくい汚れも落とす。
タフデント入れ歯の歯ブラシ	小林製薬株式会社	市販	入れ歯の歯と歯のすき間や、歯茎部分の汚れまでしっかり落とす。柄にゴムの滑り止めがついており、ブラシがしっかり握れる。
エラック義歯ブラシらくらくスタイル	ライオン歯科材株式会社	歯科医院専売	独自のフォルムと密毛ヘッドで使いやすさと清掃性を追求した義歯ブラシ。持ち替えなしで効率よく清掃できる硬軟2つの植毛。
ライオデント義歯ブラシ	ライオン歯科材株式会社	歯科医院専売	持ちやすく清掃性に優れたベーシックタイプの義歯ブラシ。広い面から細かい所まで、効率よく清掃できる硬軟片面2ヘッド植毛。
Ci 義歯ブラシ	株式会社歯愛メディカル	歯科医院専売	印象トレーの洗浄ブラシとしても使いやすい義歯ブラシ。
サンスター 義歯用ハブラシ	サンスター株式会社	歯科医院専売	義歯専用のハブラシ。
バトラー ブリッジ＆クラスプ用ブラシ #206	サンスター株式会社	歯科医院専売	クラスプ専用ブラシ。パーシャルデンチャーのクラスプ部の清掃がしやすい。ハンドルの端についたミニブラシで細部の汚れもきれいに落とせる。
clene やわらか入れ歯ブラシ	株式会社バイテック・グローバル・ジャパン	歯科医院専売	やわらかい極細のテーパー毛で入れ歯を傷つけずに綺麗に清掃することが可能。極細毛が人工歯の間の汚れを絡め取る。※歯磨剤の使用は控えてください。
ディアクリン入れ歯ブラシ	株式会社モルテン	市販	すみずみまで清掃できるアーチ形状。入れ歯の形状に合わせて曲げられるワイヤ入りクラウン用ブラシ付き。卵型グリップ。指を入れての固定も可能。
ラクシデント	株式会社松風	歯科医院専売	機能的なデザインを採用した、義歯を清掃するための専用ブラシです。便利なツインタフト（2つの植込み）。

GSK：グラクソ・スミスクライン・コンシューマー・ヘルスケア・ジャパン株式会社

付録 ─関連製品紹介─

プラティカ デンチャーブラシ	株式会社ジーシー	歯科医院専売	毎日の義歯ケアをサポートするデンチャーブラシ。クラスプ等の細かな部位から人工歯列まで容易に清掃できるように、硬さの違う2種類の毛を採用したツインタフト。
サニーライフ 義歯用ブラシ	株式会社ジーシー	歯科医院専売	ループ状ブラシが義歯のあらゆる部分にフィット。義歯粘膜面の溝や歯間部、クラスプなど、汚れのたまりやすい部分も簡単に清掃できる。

GSK：グラクソ・スミスクライン・コンシューマー・ヘルスケア・ジャパン株式会社

超音波洗浄機一覧

製品名	販売元	販売区分	特徴
ウロハミック	株式会社バイテック・グローバル・ジャパン	市販	コンパクトで軽い携帯に便利な義歯・リテーナー洗浄器。超音波と低周波のダブル振動で微細な汚れを解消。義歯や矯正器具の洗浄・除菌・保管を行うことができる。
入れ歯洗浄機	ヤザワコーポレーション	市販	細かいすき間汚れも、「高速振動洗浄」で取り除く。携帯に便利な乾電池仕様の小型コードレスタイプ。洗浄が完了すると自動で止まるので安心。
UV殺菌機能付音波入歯洗浄機ホワイト	ヤザワコーポレーション	市販	細かいすき間汚れも、「音波高速振動」で取り除く。目に見えない汚れもUVランプでしっかり除菌。携帯に便利な乾電池仕様の小型コードレスタイプ。収納ケースとしても使用可能。
ロート義歯洗浄器 洗力	株式会社松風	歯科医院専売	超音波を利用し義歯に付着するデンチャープラークを洗浄する。持ち運びに便利な「取っ手付洗浄槽」と「制御台」に分離でき、排水も簡便に行える。
デントヘルスデンチャーケア超音波入れ歯クリーンキット	ライオン株式会社	市販	42,000Hzの超音波振動で、金具まわりや床の裏側まで義歯全体の汚れを除去。超音波と専用の除菌液で、5分で洗浄と99.9%除菌まで完了。

その他製品一覧

製品名	販売元	販売区分	特徴
ポリデントカップ	GSK	市販	洗浄液に直接手をつけることなく入れ歯を取り出せる「水切りトレイ」付。
ポリデント薬用デンタルリンス	GSK	市販	塩化セチルピジニウム、グリチルリチン酸ジカリウム配合の殺菌効果で口臭・歯肉炎を防ぐ。
デンチャープラークチェッカー	亀水化学工業株式会社	歯科医院専売	義歯洗浄方法の指導に。デンチャープラークや破折を容易に発見。きめの細かい泡で義歯全体に広げやすい。泡状で垂れにくく周囲を汚しにくい。義歯の洗浄効果もあり。
カンジダディテクター	亀水化学工業株式会社	歯科医院専売	口腔内の汚れ度や、清掃効果の判定にこのカンジダ簡易検出培地を指標として数値化。恒温槽で色変化とコロニー数の両方で判定することが可能。※コロニー数による判定のみ、常温で3～5日。
歯みがきティシュ90枚入り	ピジョン株式会社	市販	口臭予防に。コットンメッシュシートの凸凹で、水を使わなくても簡単に口の汚れをふき取る。さわやかミントの香りでポリグルタミン酸・緑茶エキスと2つの湿潤剤、キシリトール（甘味剤）配合。パラベンフリー。
歯みがきティシュ90枚入くち当たりおだやかタイプ	ピジョン株式会社	市販	歯みがきティシュ90枚入りのノンアルコール。刺激に弱い方でも安心。
デントヘルスデンチャーケアどこでも入れ歯洗浄シート	ライオン株式会社	市販	メッシュ構造のコットンシートで食べかすや臭いの原因菌まで絡め取る。拭き取り後のすすぎも不要なので、外出先での義歯洗浄に最適。研磨剤無配合。

注）本表は各メーカーからの情報などを参考に作成しております。詳細については、各メーカーへ必ずお問い合わせください。

―関連製品紹介―
義歯安定剤

義歯安定剤一覧			
製品名	販売元	販売区分	特徴
新ポリグリップ トータルプロテクション **クリームタイプ**	GSK	市販	クリームタイプの義歯安定剤。色素・香料無添加。食べ物の味、香りを変えにくく、入れ歯のわずかな動きによる「入れ歯を支えている歯の負担」に着目し、少量でピッタリと安定する。
新ポリグリップ無添加 **クリームタイプ**	GSK	市販	優れた粘着力と持続力を発揮する。色素・香料無添加。食べ物の味、香りを変えにくい。ずれにくく、くっつく力を補って、細かいものもはさまりにくくしてくれる。
新ポリグリップ S **クリームタイプ**	GSK	市販	優れた粘着力と持続力を発揮する。お口さわやかミント味。ずれにくく、くっつく力を補って、細かいものもはさまりにくくしてくれる。
新ポリグリップ V **クリームタイプ**	GSK	市販	優れた粘着力と持続力を発揮する。色素・香料無添加。食べ物の味、香りを変えにくい。ずれにくく、くっつく力を補って、細かいものもはさまりにくくしてくれる。ビタミン E 酢酸エステル配合（製品の抗酸化剤）。
新ポリグリップ 極細ノズル **クリームタイプ**	GSK	市販	極細ノズルで塗布しやすい。色素・香料無添加。食べ物の味、香りを変えにくい。ずれにくく、くっつく力を補って、細かいものも挟まりにくい。
ポリグリップパウダー無添加 **粉末タイプ**	GSK	市販	粉末なので、ムラなく均一に塗布することができる。色素・香料無添加。食べ物の味・香りを変えにくい。
タフグリップクッション ピンク **クッションタイプ**	小林製薬株式会社	市販	溶けない弾力性のあるクッションタイプ。歯ぐきになじむピンク色。巻き上げ器具付き。ガタつきや痛みを感じる部分入れ歯にも対応。
タフグリップクッション 透明 **クッションタイプ**	小林製薬株式会社	市販	溶けない弾力性のあるクッションタイプ。透明タイプ。巻き上げ器具付き。ガタつきや痛みを感じる部分入れ歯にも対応。
やわらかタフグリップ **クッションタイプ**	小林製薬株式会社	市販	溶けない弾力性のあるクッションタイプ。歯ぐきになじむピンク色。巻き上げ器具付き。やわらかいので、薄く伸ばしてぬりやすい。
タフグリップクリーム無添加 **クリームタイプ**	小林製薬株式会社	市販	粘着性のあるクリームタイプ。無添加で食べ物の味を変えにくい。金属床の入れ歯や部分入れ歯にも使える。色素・香料無添加。
新ライオデント **クッションタイプ**	ライオン株式会社	市販	入れ歯のガタつきが大きい方向け。クッションタイプの総入れ歯安定剤。やわらかく、入れ歯の床に伸ばしやすい。入れ歯につけたまま水洗いでき、一回ぬると、2〜3日続けて使用できる。白色ペースト。
新ライオデントピンク **クッションタイプ**	ライオン株式会社	市販	入れ歯のガタつきが大きい方向け。クッションタイプの総入れ歯安定剤。やわらかく、入れ歯の床に伸ばしやすい。入れ歯につけたまま水洗いでき、一回ぬると、2〜3日続けて使用できる。ピンク色ペースト。
新ファストン **粉末タイプ**	ライオン株式会社、 ライオン歯科材株式会社	市販、歯科用	天然原料カラヤガムを使用。粉末タイプの義歯安定剤。粉末なので義歯床に薄く付き、義歯床本来の咬合高径を維持。使用後は水で洗い流せる。金属床の義歯にも使用可。

GSK：グラクソ・スミスクライン・コンシューマー・ヘルスケア・ジャパン株式会社

付録 ―関連製品紹介―

義歯安定剤一覧

製品名	販売元	販売区分	特徴
デンチャーメイト C PRO **クリームタイプ**	株式会社歯愛メディカル	歯科医院専売	クリームタイプの義歯安定剤。マイクロクリスタリンワックスを使用。唾液や水分を含み、粘着力を発揮。少量でもズレにくい。無着色・無香料。※金属床にも使用可。巻上げ器具付き
クッションコレクト **クッションタイプ**	シオノギヘルスケア株式会社	市販	クッションタイプのうち最も弾力性に富むハードな義歯安定剤。歯ぐきの固さに近い弾力感で、自然な噛み心地とクッション効果。部分義歯にも使用可。約4、5日間義歯につけたままで、義歯の付け外しができ、洗浄剤で洗うことも可能。※金属床義歯には使用不可。
クッションコレクト EZ **クッションタイプ**	シオノギヘルスケア株式会社	市販	クッションコレクトよりソフトなクッションタイプの義歯安定剤。付け外し時の利便性を向上させた製品。部分義歯にも使用可。約4、5日間義歯につけたままで、義歯の付け外しができ、洗浄剤で洗うことも可能。※金属床義歯には使用不可。
タッチコレクト II **シート（テープ）タイプ**	シオノギヘルスケア株式会社	市販	日本で唯一のテープ状ののりタイプの義歯安定剤。水に浸して義歯に貼るだけなので取り付けが簡単。長さにより使用量の調整をし、貼りたい場所に適量を貼る。個包装で携帯しやすい。無着色・無香料。
コレクト XYL クリーム **クリームタイプ**	シオノギヘルスケア株式会社	市販	キシリトール配合のクリーム状ののりタイプの義歯安定剤。クリーム状でやわらかく、義歯にぬり広げやすい。残存歯のある部分義歯の方へ。
シーボンド **シートタイプ**	エーザイ株式会社（発売元）	市販	海草の粘着成分のアルギン酸や複数の粘着成分を含むシートタイプの総入れ歯用の安定剤。
新ポリグリップ無添加 **クリームタイプ**	株式会社ジーシー	歯科医院専売	優れた粘着力と持続力を発揮する。色素、香料無添加。食べ物の味、香りを変えにくい。ずれにくく、くっつく力を補って、細かいものもはさまりにくくしてくれる。
ポリグリップパウダー無添加 **粉末タイプ**	株式会社ジーシー	歯科医院専売	粉末なので、ムラなく均一に塗布することができる。色素、香料無添加。食べ物の味・香りを変えにくい。

注）本表は各メーカーからの情報などを参考に作成しております。詳細については、各メーカーへ必ずお問い合わせください。

―関連製品紹介―
保湿・湿潤剤

保湿・湿潤剤一覧			
製品名	販売元	販売区分	特徴
バイオティーン オーラルバランスジェル **ジェルタイプ**	GSK	市販	ジェルタイプの口腔化粧品。口臭などの不快感を軽減。色素・香料・パラベン無添加。指などで適量とり、舌または指先などで口腔内にぬり広げる。義歯は外してから使用。
バイオティーン マウスウォッシュ **リキッドタイプ**	GSK	市販	口臭などの予防。ノンアルコールで低刺激。大さじ1杯ほどを口に含み、口内全体にいきわたらせるようすすぎ、吐き出す。ミント味。
アクアバランス 薬用マウススプレー **スプレータイプ**	ライオン歯科材株式会社	歯科医院専売	唾液の減少などによる、口腔の乾燥・ネバつきに。保湿成分「γ-ＰＧＡ（ポリグルタミン酸）」を配合、うるおい実感が持続する薬用マウススプレー。ノンアルコールタイプ。「l-メントール」配合で、口臭を防ぐ。ロングノズルタイプ。レモンの味。
ウェットエイド **ジェルタイプ**	亀水化学工業株式会社	市販	ドライマウスや乾燥した唇には湿潤用ジェルとして、要介護者の乾燥痰は、垂れない泡状にして軟化除去できる。
デンチャージェル **ジェルタイプ**	亀水化学工業株式会社	市販	口腔粘膜の保湿剤。従来品よりも粘性があり、義歯装着者にも利用できる。
ウェットキーピング **ジェルタイプ**	株式会社オーラルケア	市販	天然アミノ酸系保湿成分「ベタイン」配合。粘稠性の高いジェルタイプでうるおいを補給する。
ウェットキーピングミスト **スプレータイプ**	株式会社オーラルケア	市販	天然アミノ酸系保湿成分「ベタイン」がジェルタイプの倍。サラッとしたつけ心地の手軽なスプレータイプ。シュッと吹きつけるだけで負担も少ない。
コンクールマウスリンス・コンクールマウスジェル **リキッドタイプ ジェルタイプ**	ウエルテック株式会社	歯科医院・病院専売	主成分にホエイタンパクとラクトフェリン、ヒトオリゴペプチド-1を配合。唾液類似成分のため、唾液と同様の効果が期待できる。アルコール（エタノール）、発泡剤、無配合。
うるおーらジェル **ジェルタイプ**	株式会社ビーブランド・メディコーデンタル	歯科医院専売	とろみのあるジェル状口腔保湿剤。まろやかな梅味で唾液が出やすい。ジェル状なので誤嚥の原因になりにくい。保湿成分として、ヒアルロン酸ナトリウム、乳酸ナトリウムを配合。ノンアルコール。
うるおーらリンス **リキッドタイプ**	株式会社ビーブランド・メディコーデンタル	歯科医院専売	洗口液タイプの口腔保湿剤。ジェルと同じくまろやかな梅味。液状なので口腔内で広がりやすく、使用後の違和感が少なめ。保湿成分として乳酸ナトリウムを配合。ノンアルコール。
おくちしっとりジェル **ジェルタイプ**	ピジョン株式会社	市販	口腔内にうるおいを与え、浄化して口臭を予防する保湿ジェル。消臭マスキング効果の高い緑茶ミントの香り。アルコール・パラベンフリー。
Ci モイスチュア オーラルリンス **リキッドタイプ**	株式会社歯愛メディカル	歯科医院専売	加齢やストレスに伴う唾液減少、口臭や口腔乾燥症に。生態保湿成分「ヒアルロン酸」「コラーゲン」、抗菌香料「ミントエンハンサー」配合。アルコールフリー。キシリトールの天然の甘さにミントの清涼感がプラス。
Ci ウェットチャージ （口腔内用ゼリー） **ジェルタイプ**	株式会社歯愛メディカル	歯科医院専売	栄養機能食品として認可、喉までうるおう。加齢・薬剤などによる唾液減少や、口腔乾燥が原因の義歯疼痛の緩和にも。義歯をスムーズに使うために、義歯の内面に塗ることもできる。
オーラルクリーン ジェルスプレー **スプレータイプ**	日本ゼトック株式会社	市販	高粘着、高保湿。除菌・保湿でイヤな臭いを抑える。口臭の原因となる歯周病菌（ジンジバリス菌）に対し、高い抗菌力を示す。カンジダ菌に対し、細菌の巣となる歯垢を作らせないバイオフィルム形成抑制効果がある。
スマイルハニー オーラルクリーンジェル **ジェルタイプ**	日本ゼトック株式会社	市販	高い保湿力。卵黄由来成分「オーバルゲンCA」配合、カンジダ菌の付着を抑制、口内のバイオフィルムを落としやすくする。指やブラシ等に適量とり、口内にぬり広げ、拭き取るか吐き出す。

GSK：グラクソ・スミスクライン・コンシューマー・ヘルスケア・ジャパン株式会社

付録 −関連製品紹介−

保湿・湿潤剤一覧

製品名	販売元	販売区分	特徴
スマイルハニー はちみつジェル **ジェルタイプ**	日本ゼトック株式会社	市販	口腔ケア前後の保湿や味覚刺激、お口の渇きが気になるとき、口腔機能訓練（嚥下・舌訓練）に使用できる。保湿性が高く、ミュータンス菌に対する抗菌力も高い。レモン果汁で唾液分泌を促進する。はちみつが主成分の健康食品でもあり、プロポリス配合。
オーラルプラス 口腔用ジェル うるおいキープ **ジェルタイプ**	アサヒグループ食品株式会社	市販	口腔にうるおいを与え口中を浄化し、口臭を予防する口腔用ジェル。保湿成分（ヒアルロン酸・トレハロース）配合。食品用原料のみ使用。ノンアルコール・パラベンフリー、無香料。
オーラルプラス 口腔用スプレー うるおいミスト **スプレータイプ**	アサヒグループ食品株式会社	市販	口腔にうるおいを与え口中を浄化し、口臭を予防する口腔用スプレー。ふわっと広がるスプレーノズルを採用。日中や外出先での使用に向く。保湿成分（ヒアルロン酸・トレハロース）配合。食品用原料のみ使用。ノンアルコール・パラベンフリー。アクアミント・レモンの香味、無香料の3タイプあり。
オーラルプラス うるおいマウスウォッシュ **リキッドタイプ**	アサヒグループ食品株式会社	市販	うるおいを与えながらやさしく洗浄する低刺激タイプのマウスウォッシュ。ほのかなアクアミントの香り。保湿成分（ヒアルロン酸・トレハロース）配合、ノンアルコール・パラベンフリー。
バトラー ジェルスプレー **スプレータイプ**	サンスター株式会社	歯科医院専売	手軽に使えるスプレータイプ。直接お口に塗布でき、携帯性に優れる。
バトラー マウスコンディショナー **リキッドタイプ**	サンスター株式会社	歯科医院専売	希釈タイプの保湿洗口液。刺激が少ないノンアルコールタイプ。
テルモオーラルジェル **ジェルタイプ**	テルモ株式会社	市販	卵黄由来の湿潤成分「オーバルゲンCA」配合。汚れを落としやすくする。ジェル状なので汚れを集めやすく、すすぎができない方へのオーラルケアも簡単に。デリケートな口腔にやさしい研磨剤フリー。歯茎などにも使用できる。
ハミングッドジェル **ジェルタイプ**	株式会社モルテン	市販	ほのかなお茶の味でさっぱりとした使用感、うるおいが長持ちしやすいジェルタイプ。
うるおいミスト **スプレータイプ**	株式会社モルテン	市販	天然ハーブ配合でさっぱりとした使用感、ワンプッシュでうるおいを与えるミストタイプ。
ビバ・ジェルエット **ジェルタイプ**	株式会社東京技研	市販	シンプルな素材。無味無臭の保湿剤。ダマになりにくい塗布しやすい粘度。初めて使う際や家族でも使用しやすい。
マウスピュア 口腔ケアスプレー **スプレータイプ**	株式会社日本歯科商社	市販	口腔内に瞬時にうるおいを与え保湿。ノズル付きで液の拡散性が良く、口腔内にまんべんなく広がる。適度な粘性で誤嚥しにくい。
口腔ケアジェル **ジェルタイプ**	株式会社日本歯科商社	市販	口腔内にうるおいを与え、乾燥を防ぐ。伸びが良いジェルなので使用感が良く、誤嚥しにくい。
ニューオーラルモイスチュアライザーアイ **スプレータイプ ジェルタイプ**	株式会社モリタ	卸売り	ヒアルロン酸にトレハロースを配合し、保湿効果を向上。口腔内や唇に亀裂が発生しているケースに、抗炎・沈痛成分（グリチルリチン酸2K）を配合。殺菌・抗カビ成分（セチルピリジニウムクロリド）を配合。
プラティカ オーラルアクア ジェルPC **ジェルタイプ**	株式会社ジーシー	歯科医院専売	口腔清掃用スポンジブラシ使用時に、乾いてこびり付いた汚れを除去しやすくするために塗布するジェル。1本の容量が大きめのため、ジェルを多用する訪問診療先でも使いやすい。
オーラルアクア ジェル **ジェルタイプ**	株式会社ジーシー	歯科医院専売	しっとりジェルが口腔内をうるおい浄化。砂糖不使用でpHはほぼ中性のため、長時間の使用でもむし歯のリスクが高まる心配がない。4種類のフレーバー。

（洪 光）

注）本表は各メーカーからの情報などを参考に作成しております。詳細については、各メーカーへ必ずお問い合わせください。

索引
（重要語句）

あ
アクリル系軟質リライン材　68, 129
アタッチメント　85
アルミナサンドブラスト　74

い
医療保険　118
インプラントオーバーデンチャー　79, 87
インプラント周囲炎　87

う
うつ病　27

え
エチルアルコール　65

お
オフィスケア　112
音波歯ブラシ　108

か
過圧部診査用ペースト　62
介護ケア　116
潰瘍　72
下顎顎義歯　91
化学重合型　63
化学的洗浄　82, 114
顎関節症治療用スプリント　95
顎義歯　90
顎堤　129
可塑剤　65, 130
緩圧効果　99, 130
カンジダ菌　36
患者満足度　72
間接法　130
間接リライン法　68

き
機械的清掃　82, 114
義歯安定剤　23, 56, 82, 126
義歯ケア　22
義歯材料　47

義歯床安定用こ（糊）材　127
義歯床下粘膜　62
義歯床の強度　69
義歯性口内炎　14
義歯性線維症　12
義歯洗浄剤　41, 101, 115
義歯粘着剤　56, 128
義歯の刻印　119
義歯用除菌洗浄剤　32
義歯（用）ブラシ　32, 61, 115
犠牲防食　39
機能運動　70
キャビテーション（空洞現象）　34
吸水　130
吸水量　127
強アルカリ性水　39
強酸性水　38
強酸性電解水　38
金属接着性プライマー　74
金属腐食　39
菌体外多糖体　16

く
クッションタイプ　58, 82, 112, 128
クリームタイプ　58, 82, 128

こ
口腔衛生管理　116
口腔乾燥　9
口腔乾燥症　9, 50
口腔機能管理　116
口腔健康管理　116
口腔機能低下症　28
口腔ケア　22, 24, 110, 116
口腔湿潤剤　23
口腔湿潤度検査　9
口腔清掃　116
口腔内装置（OA: オーラルアプライアンス）　95

口腔内微生物叢　16
口腔保湿剤　50
咬合滑面板　91
咬合再構成　69
咬合斜面板　91
咬合調整　69
硬質リライン材　63
抗真菌剤　15
酵素　41
誤嚥性肺炎　17
骨吸収　62
固定性義歯　104
コンプライアンス　127

さ
サクソン法　9
暫間リライン　65
残存歯　26

し
次亜塩素酸　38
シート（テープ）タイプ　58, 128
歯間ブラシ　108
周波数　34
術後指導　114
術前指導　114
ショアA硬さ　127
常温重合型　63
上顎顎義歯　90
床下粘膜　129
褥瘡性潰瘍　14, 62
シリコーン系軟質リライン材　68, 129
ジルコニア製人工歯　78
針入度試験　127

す
スピーチエイド　94
スポーツマウスガード　96
スポンジブラシ　102

せ

生体適合性　128
積層造形　97
切削加工　97
舌接触補助床（PAP）　93
接着材（プライマー）　64, 70
接着強さ　127
セルフケア　22, 113
洗浄性　128
専用義歯用ケース　124

そ

咀嚼　24
咀嚼能率　72

た

耐久性　99
ダイナミック印象　65, 70, 130

ち

超音波　34
超音波洗浄　82
超音波洗浄機　32
超音波歯ブラシ　108
稠度　128
直接法　63, 130
直接リライン法　68

て

ティッシュコンディショナー　64, 65, 126, 130
適合試験材　62
電解アルカリ性機能水　39
電解酸性機能水　38
デンタルプラーク　16
デンタルフロス　108
デンチャープラーク　15, 16, 35
デンチャーペリクル　32
電動歯ブラシ　108

と

取り込み印象　77

な

ナイトガード　95
軟口蓋挙上装置（PLP）　93
軟口蓋栓塞子　94
軟質リライン　129

軟質リライン材　126

に

二酸化チタン（TiO2）　36
認知症　26, 119

ね

粘弾性的性質　65
粘着型　128
粘着作用　58
粘着タイプ　82
粘着強さ　128
粘膜調整（ティッシュコンディショニング）　64, 65, 130
粘膜調整材　40

の

脳機能　25
ノンメタルクラスプデンチャー　102

は

バイオフィルム　16, 32, 36
剥離性　128
パターン用レジン　75
パラタルランプ　91

ひ

光重合型　63
光触媒　36
光親水化　36
日和見感染　16

ふ

複製義歯　121
不顕性誤嚥　19
プラークコントロール　104
フラスク埋没　70, 130
フラビーガム　12
ブリッジ　104
プロフェッショナルケア　22, 104, 107, 113
分解反応　36
粉末タイプ　58, 82, 128

へ

閉塞性睡眠時無呼吸症候群　95

ほ

ホームケア　104, 107, 113, 114

ホームリライナー　56
補助的清掃用具　107

ま

マウスガード　96

み

密着型　128
密着作用　59
密着強さ　128

や

夜間用義歯　123

ゆ

有床義歯内面適合法　129

よ

溶解量　127

ら

ライナータイプ　112

り

力学的刺激　11
リライニングジグ　130
リライン　62

れ

レーザー溶接　77, 79
レジン接着用プライマー　74

わ

ワンタフトブラシ　109

英語

CAD/CAM　78
CAD/CAM デンチャー　97
Candida albicans　14, 101
ISO 規格（国際標準化機構）　126
ISO/TC 106　126
JIS 規格（日本工業規格）　126
pH 値　128

※本文赤字（重要語句）を記載しています。

むすびに

日本義歯ケア学会の使命

　平成 20 年 4 月 1 日に発足した日本義歯ケア学会の活動の内容は、義歯裏装材、義歯洗浄剤、義歯安定剤などの義歯関連材料の開発や評価、およびデンチャープラークへの対応や残存歯のケア、口腔湿潤剤など義歯ケアというキーワードに関連する事項です。これらはいち早く超高齢社会に突入した日本が、突き詰めなければならない事項です。

　平成 26 年に「オーラルフレイル」の概念が発表されました。それは口腔機能のわずかな低下が食品摂取の多様性を狭め、栄養不全や要介護状態への引金になる、という概念です。平成 28 年に日本老年歯科医学会は「口腔機能低下症」の診断基準を発表し議論に拍車をかけました。さらに平成 30 年の保険改訂では「口腔機能低下症」の病名が採択されました。まさに未病の段階での介入により病の発生を防ぎ虚弱を遅らせようという姿勢です。その診断基準には、口腔機能だけでなく口腔内の清潔さや乾燥といった、機能を発揮させるための環境の指標も含まれています。

　8020 達成者は 50% を超えました。義歯を必要としない高齢者も増えましたが、いまだきわめて多くの高齢者は義歯を必要としています。加えて残存歯数の増加により根面う蝕も今後大きな問題になっていくと考えられます。義歯だけでなくその環境や機能のケア、まさに「義歯と口腔のケア」が必要となるのです。

　日本義歯ケア学会は大学などの研究者だけでなく、メーカーの開発者や義歯を使用する患者も含めた「産学患（官ではない）」の集まりです。義歯と口腔のケアを主体的に実行し恩恵を受けるのは患者です。本学会はその発想のもとに「義歯ケアマイスター」の制度を立ち上げました。義歯ケアに関する知識・技能を十分に備えており、正しい知識を、使用者、家族、介護者に伝えることができる人です。この運動を会員や歯科医療関係者だけでなく、患者のご家族や介護士、メーカーそしてケア用品を販売する人たちに広げていきたいと思います。そして本書がそのテキストブックとしての役割を果たしてくれると考えます。

義歯ケアマイスター制度のご案内

　日本義歯ケア学会「義歯ケアマイスター」とは、義歯ケアに関する知識・技能を十分に備えており、義歯の使用および管理に関して、正しい知識を使用者、家族、介護者に伝える方です。

　義歯ケアに関連する研究、開発、診療、指導、相談等にあたっていて、義歯ケアマイスター認定研修会を受講し、認定試験に合格することが必要です。合格された方には以下の認定カードが渡されます（5年間有効）。大切な知識や技能を多くの方に伝えてください。

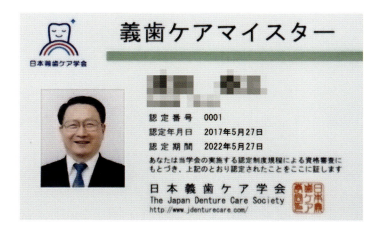

詳しくは以下の日本義歯ケア学会ホームページをご覧下さい。

http://www.jdenturecare.com

水口俊介

東京医科歯科大学大学院医歯学総合研究科 高齢者歯科学分野 教授
日本義歯ケア学会 理事長

この度は弊社の書籍をご購入いただき、誠にありがとうございました。
本書籍に掲載内容の更新や訂正があった際は、弊社ホームページ「追加情報」
にてお知らせいたします。下記のURLまたはQRコードをご利用ください。

http://www.nagasueshoten.co.jp/extra.html

らくらくお口のケア　義歯ケア事典　　　　　　　　　　　　　　　　　　ISBN 978-4-8160-1351-5

Ⓒ 2018. 9. 8　第 1 版　第 1 刷　　　　　　　　編　　集　　日本義歯ケア学会
　　　　　　　　　　　　　　　　　　　　　　　発 行 者　　永末英樹
　　　　　　　　　　　　　　　　　　　　　　　印　　刷　　株式会社 サンエムカラー
　　　　　　　　　　　　　　　　　　　　　　　製　　本　　新生製本 株式会社

発行所　　株式会社　永末書店

〒602-8446　京都市上京区五辻通大宮西入五辻町 69-2
（本社）電話 075-415-7280　FAX 075-415-7290　　（東京店）電話 03-3812-7180　FAX 03-3812-7181
永末書店 ホームページ　http://www.nagasueshoten.co.jp

＊内容の誤り、内容についての質問は、編集部までご連絡ください。
＊刊行後に本書に掲載している情報などの変更箇所および誤植が確認された場合、弊社ホームページにて訂正させていただきます。
＊乱丁・落丁の場合はお取り替えいたしますので、本社・商品センター(075-415-7280)までお申し出ください。

・本書の複製権・翻訳権・翻案権・上映権・譲渡権・貸与権・公衆送信権（送信可能化権を含む）は、株式会社永末書店が保有します。
・本書を代行業者等の第三者に依頼してスキャンやデジタル化することは、たとえ個人や家庭内の利用でも著作権法違反です。
　いかなる場合でも一切認められませんのでご注意ください。

JCOPY　＜(社)出版者著作権管理機構　委託出版物＞
本書の無断複写は著作権法上での例外を除き禁じられています。複写される場合は、そのつど事前に、(社)出版者著作権管理
機構（電話 03-3513-6969、FAX 03-3513-6979、e-mail: info@jcopy.or.jp）の許諾を得てください。